Caroline Régnard-Mayer

Keine Angst vor der Blase

Ein freundlicher Ratgeber über die Allüren
der Blase bei MS-Patienten

Bibliografische Information der Deutschen Nationalbibliothek:
Die Deutsche Nationalbibliothek verzeichnet diese Publikation in der
Deutschen Nationalbibliografie; detaillierte bibliografische Daten
sind im Internet über http://dnb.d-nb.de abrufbar.

Satz und Layout: Caroline Régnard-Mayer
Covererstellung: www.legendaryfangirl.de by Tina Köpke
Cartoons: Phil Hubbe, Wiebke Worm
Zeichnungen: Caroline Régnard-Mayer

Druck und Bindung: createspace.com

ISBN 13: 978-1533094797
ISBN 10: 1533094799

Keine Angst vor der Blase

Ein freundlicher Ratgeber über die Allüren
der Blase bei MS-Patienten

Inhaltsverzeichnis

Prolog

Die besten Ideen werden geboren in der Runde mit Gleichgesinnten oder mit einer Freundin, die die gleichen Probleme hat wie ich. Die Geburtsstunde dieses Büchleins ereilte mich auf der Heimfahrt mit einer Leidensgenossin und unsere Geschichten über die Unsichtbarkeit bis hin zur Sichtbarkeit unserer Blase. Wir lachten miteinander bis uns die Tränen über unsere Wangen liefen. Ich konnte kaum Auto fahren, so hatte ich schon lange nicht mehr gelacht. Denn oft schmunzle ich über mich selbst in den peinlichsten Situationen im stillen Kämmerchen, denn ohne Humor sind solche desaströsen Gegebenheiten und Erlebnisse nicht zu ertragen.

Denn wer lacht schon über sich selbst, wenn er mit nasser Hose vor einem Hotel steht und nicht weiß wie er ohne aufzufallen durch eine menschenvolle Hotelhalle laufen soll?! Ich! Denn ohne Humor verkrafte ich solche unwürdigen Erlebnisse auch nicht. Besser über sich selbst lachen, als dass es andere tun, denn die bekommen zu 99 % eh nichts mit. Die Scham steht mir nicht zu Gesicht, denn man bekommt ja Routine im Laufe seiner MS-Karriere.

Aber es gibt auch bei mir Situationen, da gefriert mein Gesicht ein und ich möchte im Boden versinken. Da vergeht mir mein Humor und nichts ist mir peinlicher. *Ich möchte Ihnen, liebe Leserinnen und Leser, Tipps und Tricks verraten, sie zum Lachen oder Schmunzeln bringen, Ihnen andere Geschichten von Betroffenen erzählen und Behandlungsmöglichkeiten aufzeigen. Ob Sie nun nur lachen wollen oder einige Tipps umsetzen, Hauptsache ich kann Sie unterhalten und Ihnen zeigen,* SIE SIND NICHT ALLEINE!

Der Untertitel musste einfach sein, denn unsere Blase fällt oft aus dem Rahmen, benimmt sich unmöglich und hat ein "Gehabe" an sich, das uns oft nervt, wenn uns das Lachen vergangen ist. Wir sind missmutig und fast aggressiv, aber das dürfen wir sein. Denn einfach zu sagen: »Mein Liebling, ich muss dir etwas sagen!«, geht nicht gerade so über die Lippen.

Nachdem die Idee zu diesem Buch geboren war, überlegte ich mir was Sie interessieren könnte. Ich hoffe, ich habe eine gute Mischung für Sie gefunden.

Besonders freut mich, dass der Cartoonist *Phil Hubbe* ein Cartoon zu meinem Buch und Thema beisteuerte.

Viele Geschichten habe ich in dem letzten Jahr erzählt bekommen und auch oft unter Tränen gelacht. Kein Ratgeber sollte es werden, sondern ein humorvolles Büchlein, das zu lesen uns nicht peinlich sein sollte, sondern Ihnen die Angst vor dem eigenen Missgeschick zu nehmen und das wichtigste - lachen aus tiefstem Herzen! Denn Lachen ist die beste Medizin und kann so befreiend sein. Manches ist eben mit Humor besser zu ertragen und wir Betroffene haben doch oft auch die gleichen Probleme mit diesem Organ, unserem Bläschen.

Ein Kapitel werde ich dem medizinischen Aspekt der Blase widmen, denn dieses Buch werden auch Neubetroffene oder Angehörige lesen. Alte MS-Hasen können eventuell auch noch etwas dazu lernen oder ein besseres Gespräch über ihre Probleme mit ihrem Arzt führen. Das wichtigste - ein ungezwungeneres Miteinander mit ihrem Partner oder der Familie.

In diesem Buch gebe ich Einblick in mein Leben, es beruht auf Selbsterfahrungen und intensiver Recherchen. Die aufgeführten Fakten sind teils aus meinen persönlichen Schriftstücken und Büchern, mir zur Verfügung gestellten Unterlagen und Erzählungen, auch durch Recherche mit Hinweis zu Quellennachweisen und Fußnoten mit Erklärungen von Fachbegriffen.

Zuerst sollte ich mich aber vorstellen und ein wenig von mir erzählen, denn nicht jeder kennt mich und meine Bücher. Seit fast über vier Jahren blogge ich unter www.frauenpowertrotzms.de. Auf meinem Blog Berichte ist aus meinem Leben und den Umgang mit der MS, aber auch über Hilfsmittel, neue Gesetze, Beantragungen, Reisen mit Handicap, Ernährung und vieles mehr. Ich versuche Mut zu machen und ein miteinander zu kommunizieren, so wie in meinen Büchern. Denn jammern ist einfach nicht mein Ding, denn ändern kann ich eh nichts. Auch bin ich überzeugt, dass meine Leser es verdient haben, dass ich authentisch für sie schreibe.

Viel Lesevergnügen!

Ihre Caroline Régnard-Mayer
Januar 2023

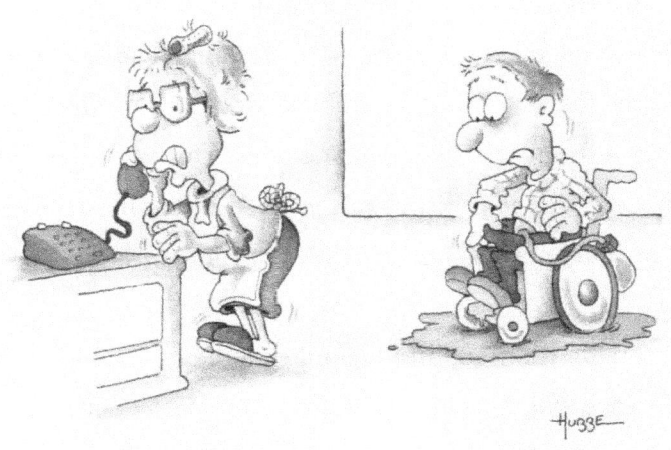

Zu meiner Person

Ich wurde 1965 im schönen Städtchen Landau in der Pfalz geboren. Wir sind umgeben vom Pfälzer Wald nach Westen und im Osten hat man von einer Anhöhe einen tollen weiten Blick in die Rheinebene, an manchen klaren Tagen bis Heidelberg und dem Schwarzwald. Könnte man um die Ecke linsen, würde man das Elsass erblicken, denn zur französischen Grenze sind es nur knapp 25 Kilometer. Das allerschönste bedeutet für mich das unendliche Rebenmeer um unsere Stadt und die eingemeindeten Dörfer. Wer den Wein liebt, der sollte eines unserer Weinfeste besuchen, am besten mit einem Kurzurlaub verbinden.

Meine Kindheit und Jugend verbrachte ich in Landau. Nach der Mittleren Reife an der Maria-Ward-Schule konnte ich sogar hier vor Ort am Naturwissenschaftlichen Technikum eine MTA-Ausbildung für Labor und Röntgen absolvieren. Anschließend arbeitete ich über vier Jahre in einem Krankenhaus in Neustadt an der Weinstraße, erst dann wurde ich flügge. Die nächste Station meines Lebensweges führte mich nach Mannheim. Anschließend nach Erlangen im schönen Franken, da mein Mann bei Siemens eine Anstellung bekam und ich arbeitete im Labor des Berufsförderungswerks in Nürnberg. Meine Tochter wurde 1995 in Fürth geboren, ein Jahr danach verschlug es uns wieder in die Pfalz zurück nach Impflingen bei Landau. Es waren schicksalhafte Jahre, denn meine Tochter kam sehr krank auf die Welt. Nach Jahren der Pflege und vier Operationen meiner kleinen Tochter, Verlusten, Fehlgeburten, Hausbau, erblickte mein Sohn 1999, mit derselben orthopädischen Erkrankung wie meine Tochter, die Welt. Zwei Jahre danach erkrankte mein damaliger Mann sehr schwer. Auf seinen Wunsch hin trennten wir uns wegen kurzer Lebenserwartung. Über die nächsten Jahre, die folgten, werde ich hier nichts mehr erzählen, denn alte Wunden, die nun endlich fast verheilt sind, sollte man nicht immer wieder aufreißen. Seit 2001 bin ich alleine mit meinen Kindern, meine Erkrankung wurde 2004 diagnostiziert. Sie tobte seit der Geburt meiner Tochter in mir und es zeigten sich kurz danach die ersten Symptome. Trotz sehr schwerer Jahre, nachdem sich mein Mann von uns trennte, haben wir Drei das Leben und den Alltag gut gemeistert.

Wir sind ein eingeschweißtes Team und leben nach dem Motto - einer für alle, alle für einen.

Durch meine Diagnose Multiple Sklerose (MS) 2004 wurde ich 2005 berentet, denn Nacht- und Wochenenddienst bis zu 20 Stunden konnte ich nicht mehr bewältigen. Trotz der Schicksalsschläge stand ich immer wieder auf und so kam ich neben meinen sehr geringfügigen Nebenjobs Ende 2008, nach einem schweren Schub, zum Schreiben. Ich startete mit meinem ersten Buch "Frauenpower trotz MS" ... aus dem Leben gegriffen!! Im Januar 2009 schrieb ich die ersten Zeilen und im Herbst veröffentliche ich mein erstes Werk - welch euphorisches, überwältigendes Gefühl! Ich schrieb mir alles von der Seele, quasi zur Krankheitsbewältigung, und um Betroffene und deren Angehörige zu informieren. Sie zu beraten und die Erkrankung zu erklären, aus der Sicht als Betroffene.

Es folgten Band 2 und 3. Mittlerweile als Sammelband "Frauenpower trotz MS-Trilogie" zusammengefasst und veröffentlicht. Ein fester Bestandteil in der MS-Welt!

Ich bin neben dem Schreiben Gruppenleiterin einer MS-Selbsthilfegruppe in Landau und engagiere mich für die Deutsche Multiple Sklerose Gesellschaft

(DMSG) in diesem Rahmen. Seit über vier Jahren bin ich stimmberechtigtes Mitglied im Behindertenbeirat der Stadt Landau.

Nicht nur über meine Erkrankung MS schreibe ich, auch publizierte ich ein Buch über meinen eigenen Weg mit der Depression, gespickt mit einer Portion Humor unter dem Titel „Mademoiselle klopft an meine Tür!". Ich versuche Menschen für dieses Thema zu sensibilisieren, Betroffene und Angehörige zu informieren und lasse den Humor trotz ernstem Thema nie außen vor.

Im Mai 2014 erschien mein erstes Kochbuch „Guten Appetit MS", ein alltagstaugliches Kochbuch für jedermann. Mittlerweile ein angesehenes Sachbuch in Fachkreisen und unter Betroffenen.

Mit Band 2 "Guten Appetit MS 2" liegt der Fokus auf Tipps, Tabellen und Erklärungen zur leichteren, gesünderen Ernährung, wieder mit vielen leckeren Rezepten. Außerdem konnte ich eine Ernährungswissenschaftlerin aus Stuttgart für einen Prolog gewinnen. 2021 folgte ein Koch- und Backbuch mit wichtigen Informationen über eine mögliche MS-Ernährung mit 103 Rezepten.

Das wichtigste Buch für mich ist mein Ratgeber "Wir haben MS und keiner sieht es!" Multiple Sklerose - unsichtbare Symptome. (Neuauflage 2023 im Kampenwand-Verlag)

Aus diesem Grund werde ich Ihnen eine kurze Zusammenfassung und einen Einblick in meinen Alltag mit der Unsichtbarkeit geben. Denn Schreiben bedeutet für mich, neben Aufklärung und Informieren, Abtauchen in meine eigene Welt. Ich kann loslassen, verarbeiten und träumen. Ich fasse meinen Schmerz, meine Verluste und schöne Erlebnisse in Sätze, ich spiele mit Worten. Es bedeutet für mich alles, so wie die Luft zum Atmen. So erschienen dann „MS-Gedankenspiele" in 5 Bände.

Die angeblich unsichtbaren Symptome sind für uns, die an der neurologischen Erkrankung Multiple Sklerose erkrankt sind, ganz und gar nicht unsichtbar! Wer von uns MS-Betroffenen hat nicht schon so oft hören müssen: »Man sieht Ihnen ja gar nichts an!«, Was!? Sie sind unheilbar krank, Sie sehen aus wie das blühende Leben!«, oder «Sie können doch laufen!«.

Deswegen schrieb ich dieses Buch "Wir haben MS und keiner sieht es!", um ein Sprachrohr für all die Men-

schen zu sein, die sich täglich mit der Unsichtbarkeit auseinandersetzen müssen. Und das Leben trotz unsichtbarer Last nicht verlernen. Ich möchte Außenstehenden, Angehörigen und Unwissenden helfen, zu verstehen. Was manchmal nicht so einfach ist.

Mein Ratgeber ist eine Hilfestellung für den Alltag, im Umgang mit der Unsichtbarkeit, die uns oft das Leben nicht so leben lässt, wie wir es gerne möchten. Lassen Sie sich nicht entmutigen. Nehmen Sie Hilfe an, wo Sie sie benötigen und von lieben Personen in Ihrem Umfeld, scheuen Sie sich nicht, fachlichen Rat zu holen. Wenn erst der erste Schritt getan ist, lösen sich manche Knoten und Symptome.

Mein Buch soll zeigen, dass es gute Wege gibt zum Umsetzen eines glücklichen, erfüllten Lebens. Angehörige verstehen hoffentlich mit Hilfe dieses Buches, was ein MS-Betroffener oft durchmacht, wie er manch peinliche Situation erlebt, verletzt ist und wie ratlos er, ebenso wie der Partner, ist.

Gehen Sie gemeinsam diesen Weg! Keiner sollte mit so einer chronischen Erkrankung alleine sein. Wenn Sie keinen Partner haben, dann versuchen Sie Kontakte zu Selbsthilfegruppen (ortsansässige SHG finden Sie unter www.dmsg.de unter den entsprechenden

Landesverbänden) zu knüpfen, sprechen Sie Ihren Arzt oder Ihre MS-Schwester an, melden Sie sich in MS-Foren an, pflegen Sie Kontakte und Freundschaften, auch wenn wenige übrig sind, und vertrauen Sie sich selbst. Verlieren Sie Ziele und Wünsche nicht aus den Augen. Es gibt noch so vieles, was man auch mit der Krankheit MS tun kann. Erfüllen Sie sich einen langersehnten Wunsch. Gute finanzielle Unterstützung bekommen Sie auch bei ortsansässigen Vereinen oder Stiftungen, denn es gibt Dinge, die man alleine nicht mehr stemmen kann und das sollte nicht der Grund sein, zuhause zu bleiben.

Ich wünsche allen Menschen mit MS, mit einer neurologischen Erkrankung oder einem Handicap, dass sie nicht resignieren, dass sie am gesellschaftlichen und beruflichen Leben teilnehmen können. Bei Fragen, die Sie verletzen oder stören, setzen Sie mit ein paar freundlichen Worten etwas dagegen.
Schlagen wir die Unwissenden und die Unsichtbarkeit mit eigenen Waffen!

Erst gestern stellte mir wieder zum x-ten Mal ein Nachbar meiner Eltern die Frage: «Du kannst ja immer noch laufen!?« Was hätten Sie geantwortet? Ich schwieg, denn meine Beine spielten ein Eigenleben und in meinem Kopf herrschte Chaos. Die Synapsen liefen Amok ...

Immer wieder stürze ich in *depressive Episoden*, was mir nach der Fatigue und Blasenschwäche am meisten zusetzt.

Der unsichtbare Dämon meiner Gefühle, meiner Psyche, sitzt an manchen Tagen am frühen Morgen an meiner Bettkante. Gewisse Strategien wende ich an, aber es gelingt mir nicht immer sie umzusetzen. Das Leben kommt mir einfach dazwischen. Hirnorganische Veränderungen sind teils schuld daran, meint mein Neurologe. In diesem Augenblick helfen auch keine Strategien. Der Leidensdruck ist öfters größer als die MS, nicht sichtbar nach außen. Wobei ich hier eine Frage eines Familienmitglieds zitieren möchte: «Hast du heute schon einmal in den Spiegel geschaut oder hast du keinen zu Hause!?« Wie soll da die Seele nicht weinen, frage ich Sie, liebe Leser!?

Die Fatigue[1] zog ein, da hatte ich die Diagnose noch nicht. Die chronische Erschöpfung schob ich immer

---

[1] vorzeitige Ermüdung, bis hin zur totalen Erschöpfung

auf die vielen Jahre meiner zwei kranken Kinder: die vielen Arztbesuche, Klinikaufenthalte und aufopfernde Pflege. Als sie endlich gesund wurden, viele Operationen überstanden hatten, erkrankte mein damaliger Mann an einem Hirntumor.

Später war es die Scheidung, die vielen Rechtsstreitigkeiten um Unterhalt und Umgang mit den Kindern, meine Schichtdienste als MTA und die Dauerbelastung mit zwei noch kleinen Kindern.

Einen Grund gab es immer.

Dann bekam ich die Quittung. Das Unsichtbare war festgehalten in Form weißer Flecken auf dem MRT. Ich hatte MS.

Seit dieser Zeit verschlimmerte sich die *Fatigue*, denn die Belastungen wurden nicht weniger. Meine Berentung stellte zwar eine gewisse finanzielle Sicherheit dar, aber die Rechtsstreite um Kindesunterhalt gingen weiter. Kinder müssen versorgt werden, die Schule fordert und der Alltag in Form von Miete und Lebenshaltungskosten will bezahlt werden. Dazwischen zahlreiche Schübe und die Krankheit nahm ihren Lauf. Aber ich lernte mit den Jahren die Fatigue einigermaßen in den Griff zu bekommen. Heute mehr als noch vor Jahren, denn Schübe durchkreuzen nicht mehr meinen Alltag, es wird nun sekundär chronisch schlechter. Dies habe ich akzeptiert und die schubförmigen Unpässlichkeiten verabschiedet. Mein Tagesablauf ist strukturiert und geplant. Zwar mache ich weniger als früher, gehe weniger aus, auch selten am Wochenende, aber das was ich mache, ist genug.

»Haben Sie schon einmal etwas gegessen und wissen nicht wie es schmeckt, aber zum Glück können Sie sehen was Sie essen!?«

Ein weiteres unsichtbares Dilemma in meinem MS-Alltag: Ich habe eine sogenannte *Hypogeusie*, mein Geschmacksempfinden ist insgesamt abgeschwächt. Ausgelöst durch einen Schub vor etlichen Jahren, was mich nicht hindert, zu kochen und zu backen. Ich bin ein Geschmacksjongleur in meiner Küche geworden. Durch Jahrzehnte lange Erfahrung würze ich nach Gefühl und ob Sie es glauben oder nicht, überwürzt habe ich noch nie etwas.

Ein Riesenproblem der unsichtbaren Probleme ist meine *Blasenschwäche*.

Das regelmäßige Trinken über den Tag verteilt gebe ich auch nicht auf, wenn ich z.B. einen Theaterbesuch plane. Mir ist es mittlerweile nicht mehr peinlich, zwischen den Vorstellungen zur Toilette zu gehen. Nur bei Kinobesuchen muss ich aufpassen, denn da ist die Sturzgefahr im dunklen Kino zu groß.

Ein Geist ist unsichtbar, so wie meine *kognitiven Störungen*, die aber sichtbar wird, wenn ich Fehler mache. Meine Umwelt braucht schon eine gute Portion Geduld und Einsicht mit mir. Ich gebe zu, die Konzentrations- und Gedächtnisstörungen wurden mit den Jahren schlimmer und laut meinem Neurologen wird es noch schlimmer. Na, Bravo, dachte ich, als ich das hörte, aber ich gehe inzwischen recht gelassen damit um, außer bei der Arbeit* bei einem Arzt. (*aufgrund eines schweren Schubs 2017 musste ich aufhören zu arbeiten). Mein Kurzzeitgedächtnis ist betroffen. Da ich gelernte MTA bin, fallen mir die Arbeit im Labor, das EKG schreiben und die praktischen Arbeiten nicht schwer. Es fällt unter mein Langzeitgedächtnis. Aber wehe mir wird etwas am PC erklärt z.B. Diagnoseschlüssel finden! Hier stelle ich mich wie ein Idiot an, gebe ich zu, denn nachdem ich schon zwanzigmal und mehr nachgefragt habe, müsste es sitzen. Aber durch die freien Tage dazwischen, vergesse ich es einfach wieder und sich alles notieren geht einfach nicht. Dieser Zustand macht mir manchmal Angst, denn auch meine Kinder frage ich zum x-ten Mal dasselbe. Dass die Stimmung bei uns zuhause ab und zu recht angespannt ist, können Sie sich sicher vorstellen!

Die erste *Spastik*[2] meiner MS-Karriere hatte ich einen Tag nach dem Tod meines geschiedenen Mannes vor vier Jahren. Der Schock seines Ablebens, die Gewissheit nun für zwei Kinder alleine zu sorgen, trotz meiner Krankheit, lösten Spastiken im rechten Bein aus. Irrational ist nur, ich versorge, lebe, weine, lache und verbringe Tag und Nacht, seit 2001, alleine mit meinen Zweien. Und doch, dieses Endgültige, nicht greifbare, schockierte und lähmte mich in der ersten Zeit nach seinem Tod. Die Spastiken verließen mich seitdem nicht mehr, sie sind sehr unangenehm, besonders beim Einschlafen. Doch es gibt zum Glück auch dagegen Medikamente.

---

[2] erhöhter Muskeltonus

Ataxie[3] - achtet niemand darauf, sieht es keiner. Nach wenigen Metern ist dieses Symptom heute bei mir sichtbar. Aber all die Jahre davor waren diese Koordinationsprobleme nur während eines Schubs sichtbar. Anschließend machten sie sich aus dem Staub und wurden unsichtbar.

In meinem Fall waren *Koordinationsprobleme* in den Beinen und Armen eines der ersten Anzeichen (neben der Fatigue) der MS, lange bevor der Verdacht dieser Krankheit geäußert wurde. Heute noch greife ich ab und zu daneben oder lasse etwas fallen, da sich die Hand öffnet, ohne dass ich es ihr signalisiere. Aber durch krankengymnastische Übungen und Üben an Geräten, habe ich währenddessen dieses Missgeschick gut im Griff. Nichts ist befreiender, als das Geschirr und sonstiges fallen zu lassen, denn beim nächsten Umzug muss ich weniger davon einpacken. Mit Humor bekomme ich mitunter gewisse Situationen besser in den Griff.

Alle drei *Hilfsmittel* kenne ich: Gehstock, Rollator und Rollstuhl. Meinem Stock habe ich einen Namen gegeben, Paulchen - er begleitet mich zeitweise, fährt im

---

[3] Störungen des Bewegungsablaufes

Auto mit und auf Reisen, kennt meine Handtasche und Koffer. Er ist ein liebgewonnener Freund. In Zeiten der Schübe waren weder Paulchen noch mein Rollator entbehrlich. Seit Anfang 2022 fahren Rollator und Rolli leider immer griffbereit in meinem Auto mit. Unsichtbar verhält sich auch mein Freund Paulchen, doch im Nu steht er mir zur Seite und wird sichtbar ...

»Kann die doch nicht mehr laufen!?«

In diesem Sinne... halten Sie durch und wenn Sie mehr von mir wissen wollen, dann schreiben Sie mich an - Sie wissen, wo Sie mich finden können! ...

Dialog zwischen mir und dem "Bläschen"

»Darf ich mich vorstellen! Ich heiße Vesica, auch Blase genannt.«

»Hi, mein Name ist Caroline, genannt Caro.«

Skeptisch blicken wir uns an.

»Hast du schon etwas von mir gehört?« fragt mich die Blase.

»Klar, du machst mir schließlich oft genug das Leben schwer!«

»Na, nicht so unfreundlich. Ich habe erzählt bekommen, du hast MS.«

Die nervt mich jetzt schon, denke ich, und unser Gespräch hat noch gar nicht richtig begonnen.

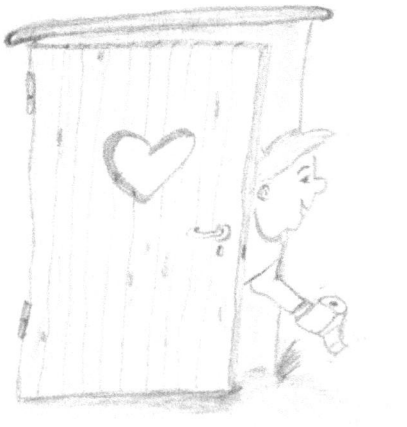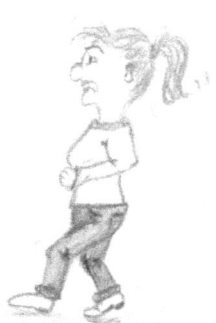

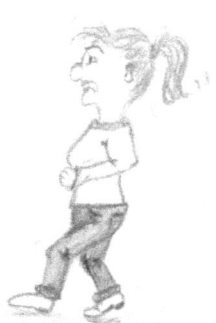 © 2016, Wiebke Worm

»Soll ich dir etwas mehr von mir erzählen?«

»Es wird mir wohl nichts anderes übrigbleiben, locker wirst du eh nicht lassen!«, entgegne ich genervt. Ich sollte mich etwas am Riemen reißen.

Ungeniert beginnt sie zu erzählen.

»Ich bin ein Hohlorgan, das dehnbar ist und im Bereich des kleinen Beckens liegt. Ich speichere den Urin und zusammen mit der Harnröhre bilde ich den unteren Harntrakt.«

Na Bravo, denke ich, Histologie hatte ich schon in der MTA-Schule.

»Ich erhalte meine nervalen Reize, also die Reize von Nerven zu den Organen und Geweben des Organismus, durch den Sympathikus und Parasympathikus. Die gehören zum vegetativen Nervensystem. Kannst du mir folgen?«, schaut mich die Blase herausfordernd an.

»Klar, hatte eine Eins in Histologie.«, antworte ich stolz.

»Dann fahre ich fort, du Einser-Kandidatin. Ich sammle den Sekundärharn nach der Nierenpassage und bin in der Lage etwa 500 ml Flüssigkeit zu speichern, doch oft melde ich mich vor dieser Menge mit einem Reiz und schicke meine Besitzer in die Wüste. Eigentlich könnte ich bis zu 900-1500 ml speichern, aber ihr MSler habt es immer so eilig und seid oft ungeduldig.«

»Aber jetzt mach mal halblang, können wir etwas dafür, dass einige oft eine Blasenentzündung oder Blasenentleerungsstörung haben?«, frage ich herausfordernd und funkle mein Gegenüber böse an.

»Eigentlich sollte das ein Spaß sein, aber deine Auffassung von Humor muss einer erstmals verstehen.« Sie streckt mir die Zunge raus.

Haste da Töne, es verschlägt mir die Sprache.

»Damit du und die anderen Betroffenen mich besser verstehen, erkläre ich euch, was für Gründe und Anomalien bei meinen Störungen die Gründe sind.«

Weicher im Ton fährt die Blase fort. »Hast du Probleme mit mir, dann lass dir einen Termin beim Urologen geben. Am besten du führst eine Zeitlang ein Miktions-Tagebuch, in dem du die Häufigkeit des Wasserlassens und welche Symptome du verspürst, z.B. unwillkürlich oder heftiger Harndrang, notierst. Der Arzt wird bei jedem Besuch den Restharn messen und den Urin untersuchen. Denn weise ich Störungen auf, dann brauche ich Hilfe! Oft werden dir dann Medikamente verschrieben, danach fühle ich mich wieder pudelwohl. Auch Beckenbodenübungen liebe ich, da tobe ich mich so richtig aus.«

Ihrem Vortrag folge ich etwas gelangweilt, denn zu diesen Erkenntnissen bin ich schon vor Jahren gelangt. Seit ich die Diagnose vor 11 Jahren erhielt, und die Jahre davor, waren das die ersten von vielen Symptomen. Leider nahm mich keiner der vielen Ärzte ernst in den Jahren davor.

»Ich reagiere mit einem Infekt, wenn ich mich nicht ganz entleere. Hier wachsen dann Bakterien, das finde ich richtig eklig.«

Oh Mann, diese Blase kann ja fast "menschlich" sein, kichere ich vor mich hin.

Böse schaut mich meine Gesprächspartnerin an. Sie fährt in ihren Erklärungen trotzdem fort.

»Auch ein Grund meiner Entleerungsstörungen ist eine Verkrampfung meiner Blasenwand. Und du bekommst es leider zu spüren. Ich scheuche dich häufiger und heftiger zur Toilette, auch nachts, aber ich sammle keinen Restharn. Die Götter in Weiß nennen das Dranginkontinenz oder spastische Blase.«

Die Blase sieht etwas erschöpft aus und nippt an ihrem Tee. Ich nehme einen kräftigen Schluck von meinem Milchkaffee.

»Nun gut, ich werde weiter berichten. Bilde ich Restharn im weiteren Verlauf eurer MS, dann ist mein Zusammenspiel vom Blasenmuskel und Schließmuskel gestört. Bei euch bzw. dir äußert es sich in geringem Harndrang und deine Entleerung ist verzögert, genauer gesagt, der Harnstrahl endet plötzlich, obwohl ich noch nicht entleert bin. Somit sammle ich Restharn, oft erheblich.

Manchmal fühle ich mich schlaff, dann sprechen die Ärzte von mir als eine schlaffe Blase. Hier speichere ich dann größere Mengen an Restharn und löse keinen Harndrang aus. Aber ich gebe spontan Urin ab, wenn du z.B. husten musst oder der Druck auf mich zu groß wird. Hier nennen mich die weißen Götter ´Überlauf-Blase`.

Leider führen beide Störungen bei mir zu Infekten, die ich selbst nicht mag, da dann Bakterien, diese ekligen kleinen Tierchen, mich bevölkern. In dem Fall meiner Störungen wird der Mensch fast rabiat, er katheterisiert mich und dies mehrmals am Tag. Siehst du, ich habe nicht immer so ein schönes Leben wie ihr denkt, denn ich wohne unverschuldet in einem MS-Körper!«

Das ist ja der absolute Hammer, was diese Blasenziege von sich gibt! Hätten wir nicht so ein zart besaitetes Pflänzchen in unserem Körper, müssten wir uns nicht mit all ihren Macken herumschlagen. Wer ist hier wohl der Gelackmeierte!?, schimpfe ich vor mich hin. Aber das will diese Dumpfbacke nicht hören bzw. sie überhört es wissentlich.

»Zu guter Letzt gebe ich dir noch einen Rat. Treten erstmals meine Störungen ein, dann besuche mit mir gemeinsam regelmäßig den Urologen, führe ein Miktionsprotokoll[4], lass meinen Urin im Labor testen und einen Ultraschall durchführen, denn das mag ich so gerne. Die Krönung für mich ist eine urodynamische Untersuchung[5], da kann ich mich so richtig austoben.« Schadenfroh grinst mich die Blase an.

Klar, wer den Schaden hat, muss für den Spott nicht sorgen, sinniere ich vor mich hin.

»Liebe Blase, herzlichen Dank für deine ausführlichen Erläuterungen, aber bitte verschone mich in der nächsten Zeit mit deinen Besuchen. Ich möchte in Ruhe in Urlaub fahren!«

---

[4] Erfassen der Flüssigkeitsmenge u.v.m. eines von Harninkontinenz betroffenen Menschen
[5] Blasendruckmessung

»Das werden wir sehen, liebe Caro. Wenn du brav viel trinkst und abends Socken anziehst, mich nicht unterkühlst, tue ich dir einen Gefallen.« ... und Schwups entschwand die Blase meinem Gesichtsfeld!

Na dann, denke ich, ich bin diesem Hohlorgan eh nicht gewachsen! Basta!

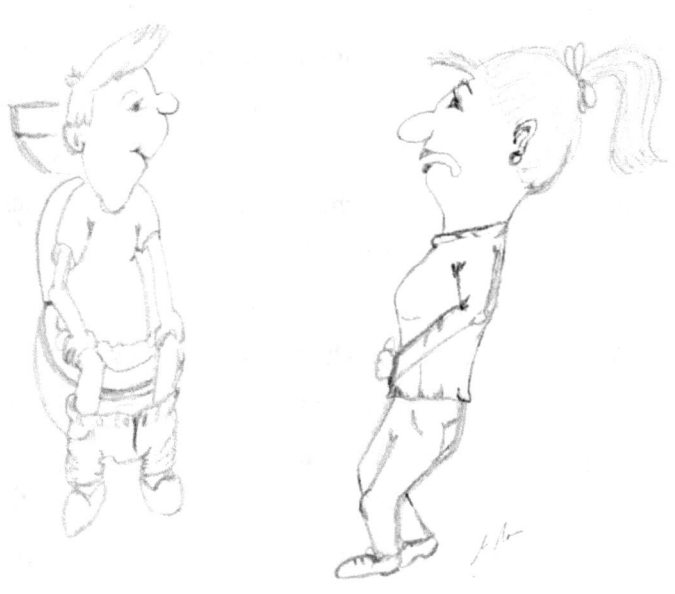

Wiebke Worm, Autorin und Illustratorin

©2016, Wiebke Worm

Ich habe mich schon früh für Kunst und Musik begeistert. So lernte ich mit acht Jahren das Klavierspiel, und Fotografie begleitete mich von Kindesbeinen an.

Aufgrund einschneidender persönlicher Erlebnisse entdeckte ich meine Leidenschaft für das Schreiben, was seitdem mein Leben bereichert. Anfang 2014 habe ich mein erstes Buch veröffentlicht, was für ein Gefühl! Vier weitere Bücher folgten bisher, und jedes Mal ist es spannend.

http://www.wiebke-worm-art.de/

Medizinische Aspekte der Blase

Unsichtbar, doch wenn es in die Hose geht, sichtbar! Blasenstörungen - etwa 70 bis 80 % der MS-Erkrankten sind davon betroffen, Formen und Ursachen können sich im Verlauf der Erkrankung ändern. Leider habe ich nach mehreren Schüben ein Blasen-Abo auf Dauer gebucht. Ich las nicht das Kleingedruckte und kaum, dass ich mich versah, saß ich mitten in diesem urologischen Theater! Manch peinliche Situation könnte ich hier erzählen, aber sie können es sich sicher denken, das Unsichtbare wurde sichtbar und die Scham stand mir zu Gesicht. Vor der Wohnungstür oder direkt vor der Toilette zuhause schnaufte ich erleichtert jedes Mal auf, denn die Waschmaschine steht gleich neben der Dusche und der Kleiderschrank befindet sich um die Ecke. Mein Sohn hört schon am Aufschließen der Wohnungstür und meinem schrillen Schreien nach seinem Namen, dass es seine Mama eilig hat bzw. sich in Not befindet. Er lässt alles liegen und fallen, reißt die Badezimmertür auf und ich verschwinde fluchend darin. Er schließt dann die Wohnungstür und sammelt alle Gegenstände auf, die ich auf meinem Fluchtweg fallen gelassen habe. Aber welch Schmach, es passiert draußen! Bitte um Vorschläge! Denn ich habe nur die Vorschläge Medikamente vorm Verlassen der Wohnung, Ersatzkleider oder zuhause bleiben.

Bei Blasenstörungen ist der Urologe gefragt, hier sollte am besten ein Miktions-Tagebuch mitgebracht werden, indem die Häufigkeit des Wasserlassens und welche Symptome sie verspüren z.B. unwillkürlich, heftiger Harndrang etc. eingetragen sind. Es ist überhaupt sinnvoll von Beginn an, nach den ersten Beschwerden, regelmäßig den Restharn und den Urin kontrollieren zu lassen.

Kurzfristig zunehmende Blasenbeschwerden bedeuten oft einen Harnwegsinfekt, der am sinnvollsten mit Antibiotika behandelt wird.

Nicht nur während eines Infekts soll der Betroffene viel trinken, auch ansonsten braucht der Mensch Flüssigkeit und sollte 1,5 bis 2 Liter zu sich nehmen. Ich habe bei mir schon oft beobachtet, dass wenn ich wenig trinke, um z.B. im Theater oder Kino nicht auf Toilette zu müssen, das Gleiche passiert ist, als wenn ich den ganzen Tag gleichmäßig verteilt etwas trank. Wenigstens habe ich während der Vorstellung weniger Durst und kann mich besser konzentrieren. Es ist mir mit den Jahren auch nicht mehr peinlich, während der Vorstellung aufzustehen und hinauszugehen. Das Aufschnaufen der anderen überhöre ich, denn das Unsichtbare soll unsichtbar bleiben.

Blasenstörungen müssen unbedingt regelmäßig kontrolliert, oft auch medikamentös, oder mit sonstigen Maßnahmen, behandelt werden, DENN die Folgeerscheinungen sind Rückzug aus dem sozialen und beruflichen Leben. Viele vereinsamen, was nicht sein muss!!

Harnwegsinfekte bilden sich auch oft in einer nicht ganz entleerten Blase, da dies das Wachstum von Bakterien begünstigt. Mit Ultraschalluntersuchungen wird kontrolliert, ob sie zu Restharnbildungen neigen. Diese sind meist zu Beginn sehr gut mit einem speziellen Blasentraining und Beckenbodenübungen bei einer Physiotherapeutin oder mit speziell entwickelten Geräten in einer urologischen Praxis zu erlernen. Diese Therapiegeräte sind Biofeedback-Geräte, die vom Urologen rezeptiert und zuhause angewendet werden. Mindestens zweimal am Tag und über viele Wochen. Bitte sprechen Sie ihren Uro- oder Neurologen daraufhin an.

Ein weiterer Grund der Blasenentleerungsstörungen kann eine Verkrampfung der Blasenwand sein. Es kommt zu häufigerem und heftigerem Harndrang, mehrmals nachts, aber zu keinem Restharn, und man nennt diese Art auch Dranginkontinenz (spastische Blase).

Als Therapie zur Erhöhung der Blasenkapazität kommen Anticholinerge Medikamente z.B. Trospiumchlorid in Frage, Kondom-Urinal (für Männer) und Inkontinenzeinlagen (für Frauen), Nasenspray (Desmopressin) zur Nacht oder bei wichtigen Terminen, Blasentraining, regelmäßiger Toilettengang, Zeitabstände des Toilettengangs langsam erhöhen und Beckenbodengymnastik in Frage.

Sprechen Sie bitte ausführlich über diese Themen und Behandlungsmöglichkeiten mit ihrem Urologen, meine Ausführungen bedeuten erste Informationen und ersetzen keinen Arztbesuch! Kommen Medikamente ins Spiel, ist der Fachmann gefragt, egal um welche Symptome es sich bei der Multiplen Sklerose handelt.

Viele Betroffene haben sicher, ebenso wie ich, schon vieles ausprobiert und ihre Therapiemöglichkeiten gefunden. Denn es gibt nichts Peinlicheres, als wenn es "in die Hose geht".

Im weiteren Verlauf einer Blasenfunktionsstörung kann es auch zu *Restharnbildung* kommen, wenn das Zusammenspiel von Blasenmuskel und (innerem oder äußerem) Schließmuskel gestört ist, sogenannte DSD-Blase (Detrusor-Sphinkter-Dyssynergie). Man verspürt nur geringen Harndrang und die Blasenentleerung ist verzögert bzw. der Harnstrahl endet plötzlich, obwohl die Blase noch nicht entleert ist. Es kann zu erheblichem Restharn kommen.

Ähnlich verhält es sich bei der sogenannten *schlaffen Blase*. Hier ist die Restharnmenge bei schlaffer Blasenwand groß und es besteht kein Harndrang. Der Urinabgang ist spontan bei einer Erhöhung des Blasendrucks z.B. beim Husten, oder bei Druck auf die Blase. Deswegen spricht man auch von einer *"Überlauf-Blase"*.

Beide Arten von Blasenstörungen können Blaseninfekte durch Restharnbildung verursachen. Hier werden mehrfach tägliches Katheterisieren (Einmalkatheter) durchgeführt.

Literatur:

"Symptomatische Therapie bei MS" (2009) zu bestellen unter www.dmsg.de

"Basiswissen zu Multipler Sklerose" (2006) zu bestellen unter www.dmsg.de

"MS-Blase und Darm unterstützen" www.biogenidec.de oder evtl. ihrer MS-Schwester

Fachzeitschrift "Perspektiven" zu bestellen unter www.coloplast.de

EIGENE NOTIZEN:

Blasenstörungen bei MS – Ursachen, Behandlung, Selbstkatheterisierung

Blasenstörungen bei MS gehört zu den unsichtbaren Symptome der Multiplen Sklerose
Medizinische Aspekte von Blasenstörungen bei MS und meine Erfahrungen

Unsichtbar, doch wenn es in die Hose geht, sichtbar! Blasenstörungen bei MS – etwa 70 bis 80 % der MS-Erkrankten sind davon betroffen, Formen und Ursachen können sich im Verlauf der Erkrankung ändern.

Leider habe ich nach mehreren Schüben ein Blasen-Abo auf Dauer gebucht. Ich las nicht das Kleingedruckte und kaum dass ich mich versah, saß ich mitten in diesem urologischen Theater! Manch peinliche Situation könnte ich hier erzählen, aber sie können es sich sicher denken, das Unsichtbare wurde sichtbar und die Scham stand mir zu Gesicht. Vor der Wohnungstür oder direkt vor der Toilette zuhause schnaufte ich erleichtert jedes Mal auf, denn die Waschmaschine steht gleich neben der Dusche und der Kleiderschrank befindet sich um die Ecke. Mein Sohn hört schon am Aufschließen der Wohnungstür und meinem schrillen Schreien nach seinem Namen, dass es seine Mama eilig hat bzw. sich in Not befindet.

Er lässt alles liegen und fallen, reißt die Badezimmer-tür auf und ich verschwinde fluchend darin. Joel schließt dann die Wohnungstür und sammelt alle Gegenstände auf, die ich auf meinem Fluchtweg fallen gelassen habe. Aber welch Schmach, es passiert drau-ßen! Bitte um Vorschläge! Denn ich habe nur die Vor-schläge Medikamente, Ersatzkleider oder zuhause bleiben.

Immer noch sind Inkontinenz, Katheterisieren und Blasenstörungen bei Multiple Sklerose ein Tabuthema

Deswegen breche ich heute mit diesem Thema. Sie konnten bereits in den ersten Zeilen dieses Kapitels meine Missgeschicke lesen. Warum sollte man sich schämen darüber zu sprechen!? Ich finde gerade offen mit dem Thema umzugehen, bringt allen Betroffenen etwas. Wie oft habe ich schon von meinen Lesern Tipps bekommen. Man braucht es nicht an die große Glocke hängen. Doch vielleicht fällt es mit anderen Gleichgesinnten leichter darüber zu sprechen. Und ansonsten schreiben Sie mich gerne an.

Bei **Blasenstörungen ist** der Urologe gefragt! Hier sollte am besten ein **Miktions-Tagebuch** mitgebracht werden, indem die Häufigkeit des Wasserlassens und welche Symptome Sie verspüren beispielsweise unwillkürlich, heftiger Harndrang etc., eingetragen werden. Es ist überhaupt sinnvoll von Beginn an, nach den ersten Beschwerden, regelmäßig den Restharn und den Urin kontrollieren zu lassen.

Blasenbeschwerden und Harnwegsinfekte

Kurzfristig zunehmende Blasenbeschwerden bedeuten **oft einen Harnwegsinfekt**, der am sinnvollsten mit Antibiotika behandelt wird. Nicht nur während eines Infekts soll der Betroffene **viel trinken. Ebenso** braucht jeder Mensch Flüssigkeit und sollte 1,5 bis 2 Liter zu sich nehmen. **Ich habe bei mir schon oft beobachtet**, dass wenn ich wenig trinke, um beispielsweise im Theater oder Kino nicht auf Toilette zu müssen, das Gleiche passiert ist, als wenn ich den ganzen Tag gleichmäßig verteilt etwas trinke. Wenigstens habe ich während der Vorstellung weniger Durst und kann mich besser konzentrieren. Es ist mir mit den Jahren auch nicht mehr peinlich, während der Vorstellung aufzustehen und hinauszugehen. Das Aufschnaufen der anderen überhöre ich, denn das Unsichtbare soll unsichtbar bleiben.

> **Blasenstörungen bei MS müssen unbedingt regelmäßig kontrolliert**, oft auch medikamentös, oder mit sonstigen Maßnahmen, behandelt werden, DENN die Folgeerscheinungen sind Rückzug aus dem sozialen und beruflichen Leben. Viele vereinsamen, was nicht sein muss!

Blasenstörungen

Harnwegsinfekte bilden sich auch oft in einer nicht ganz entleerten Blase, da dies das Wachstum von Bakterien begünstigt. Mit Ultraschalluntersuchungen wird kontrolliert, ob Sie zu Restharnbildungen neigen. Diese sind meist zu Beginn sehr gut mit einem speziellen Blasentraining und Beckenbodenübungen bei einer Physiotherapeutin oder mit speziell entwickelten Geräten in einer urologischen Praxis zu erlernen. Diese Therapiegeräte sind Biofeedback-Geräte, die vom Urologen rezeptiert und zuhause angewendet werden. Mindestens zweimal am Tag und über viele Wochen. Bitte sprechen Sie Ihren Uro- oder Neurologen daraufhin an.

Ein **weiterer Grund** der Blasenentleerungsstörungen kann eine Verkrampfung der Blasenwand sein. Es kommt zu häufigerem und heftigerem Harndrang, mehrmals nachts, aber zu keinem Restharn, und man nennt diese Art auch **Dranginkontinenz (spastische Blase)**.

Therapie

Als Therapie zur Erhöhung der Blasenkapazität kommen **Anticholinerge Medikamente** z.B. Trospiumchlorid (Wirkstoff) in Frage. Seit 2011 ist Botulinumtoxin (Botox) bei Harninkontinenz mit Überaktivität bei MS zugelassen. Ich habe keinerlei Erfahrung damit, nur mit Anticholinerge Medikamenten. Zurzeit nehme ich morgens eine Tablette à 50 mg mit dem Wirkstoff Mirabegron Bei Letzteren dürfen nur bei guter Nierenfunktion genommen werden. Den Beipackzettel lese ich mir erst gar nicht durch. Ausführlich mit eurem Arzt besprechen. Meine Erläuterungen beruhen nur auf meine Erfahrungen! ▶ Handelsnamen dürfen wegen dem Heilmittelstärkungsgesetz nicht genannt werden.

Desweiteren gibt es Kondom-Urinal (für Männer) und Inkontinenzeinlagen (für Frauen), Nasenspray (Desmopressin) zur Nacht oder bei wichtigen Terminen, Blasentraining, regelmäßiger Toilettengang, Zeitabstände des Toilettengang langsam erhöhen und Beckenbodengymnastik in Frage.

Sprechen Sie bitte ausführlich über diese Themen und Behandlungsmöglichkeiten mit Ihrem Urologen, **meine Ausführungen bedeuten erste Informationen und ersetzen keinen Arztbesuch!** Kommen Medikamente ins Spiel, ist der Fachmann gefragt, egal um welche Symptome es sich bei der Multiplen Sklerose handelt.

Viele Betroffene haben sicher, ebenso wie ich, schon vieles ausprobiert und ihre Therapiemöglichkeiten vielleicht doch schon gefunden. Denn es gibt nichts Peinlicheres, als wenn es "in die Hose geht".

Restharnbildung

Im weiteren Verlauf einer **Blasenfunktionsstörung kann es auch zu Restharnbildung** kommen, wenn das Zusammenspiel von Blasenmuskel und (innerem oder äußerem) Schließmuskel gestört ist, **sogenannte DSD-Blase (Detrusor-Sphinkter-Dyssynergie)**. Man verspürt nur geringen Harndrang und die Blasenentleerung ist verzögert bzw. der Harnstrahl endet plötzlich, obwohl die Blase noch nicht entleert ist. Es kann zu erheblichem Restharn kommen.

Ähnlich verhält es sich bei der **sogenannten schlaffen Blase**. Hier ist die Restharnmenge bei schlaffer Blasenwand groß und es besteht kein Harndrang. Der Urinabgang ist spontan bei einer Erhöhung des Blasendrucks beispielsweise beim Husten, oder bei Druck auf die Blase. Deswegen spricht man auch von einer "**Überlauf-Blase**".

Beide Arten von Blasenstörungen bei MS können Blaseninfekte durch Restharnbildung verursachen. Hier werden mehrfach tägliches Katheterisieren (Einmalkatheter) durchgeführt.

Was kann man vorbeugend tun
-Ein Miktionstagebuch führen
-Ausreichend Flüssigkeit von 1,5 bis 2 Liter über den Tag verteilt, wie Wasser oder Tee
-Blasentraining
-Regelmäßiger Toilettengang, Zeitabstände des Toilettengangs langsam erhöhen
-Harndrang nicht über längere Zeit unterdrücken
-Regelmäßig die Toilette aufsuchen, besonders bevor man das Haus verlässt
-Beckenbodengymnastik

-Kondom-Urinal (für Männer)* und Inkontinenzeinlagen (für Frauen)*, für Stunden außer Haus gibt es auch Höschenwindeln

*Inkontinezeinlagen werden oft auch vom Urologen verschrieben. Oder fragen Sie bei Ihrer Krankenkassen nach. Leider sind Sie dadurch an ein bestimmtes Produkt und eine Firma gebunden. Meine Erfahrungen sind diesbezüglich positiv und ich werde per Telefon immer gut beraten.

Selbstkatheterisierung indiziert bei Blasenstörungen bei MS

Sollte zu viel Restharn in der Blase verbleiben und keine willkürliche Entleerung möglich sein, kann eine regelmäßige Selbstkatheterisierung durchgeführt werden. Angeleitet wird man von den urologischen Praxen, entweder vom Arzt oder medizinisches Personal. Aber auch MS-Schwestern können Ihnen das Katheterisieren beibringen.

Alle Firmen, die ich auf der REHAB 2020 in Karlsruhe besucht habe und die mir ihre Produkte vorgestellt haben, bieten: ▶kompakte Katheter mit und ohne Beutel ▶sehr diskrete Katheter für die Handtasche (sehen wie kleine kosmetische Artikel aus ▶sind dank ihrer Beutelform und der Halteösen auch für Personen mit eingeschränkter Handfunktion ▶alle sind mit einem Gel beschichtet uns deshalb sofort einsetzbar ▶ die Katheter sind mit einer Vorlaufspitze ausgestattet, die die eigentliche Katheterspitze schützt. → Wie eine Schutzhülle wird die Vorlaufspitze in die Harnröhre eingeführt, bis nach 1,5 cm ein kleiner Teller die Harnröhrenöffnung berührt. Erst dann wird der innenliegende Katheter vorgeschoben. Durch diese Art der Katheterisierung werden trotz sorgfältiger Hygiene vermieden, dass Keime, die am Harnröhreneingang sich befinden, mit der Katheterspitze (ohne Vorlaufspitze) in die Blase gelangen.

Die **Katheter mit Beutel** sind mit einer hydrophilen Beschichtung **überall einsatzbereit, einfach anzuwenden, optimiert an** die weibliche/männliche Harnröhre, sorgt für wenig Müll, passt in jede Handtasche/Tasche und ist auch wieder verschließbar. Außerdem gibt es **auch Katheter ohne Beutel** sogenannte Einmal-Katheter. Mit dessen Hilfe wird der Harn direkt in die Toilette abgelassen.

Was mich sehr beeindruckt hat, sind die Katheter für die Handtasche

Sie sehen wie ein Lippenstift aus, sollte mal die Tasche aufgehen und alles herausfallen. Außerdem sind sie sicher in der Anwendung, sofort gebrauchs-fertig durch die hydrophile Beschichtung und wieder-verschließbar. Somit tropfsicher und nichts läuft aus. Ebenfalls für unterwegs sind Katheter mit Beutel geeignet, sollten Sie einmal wieder in einem Ver-kehrsstau stehen. Ich favorisiere einen Katheter für unterwegs, der tatsächlich wie ein kosmetisches Pro-dukt auszieht. Er liefert auch einen Saugnapf mit, da-mit ich ihn sicher befestigen kann beispielsweise an eine Wand und liegt von allen für mich am besten in der Hand.

Anwendung von Kathetern

Hände gründlich waschen und desinfizieren (Schleim-hautdesinfektionsmittel für den Genitalbereich plus ein Desinfektionsmittel für die Hände).
Alle Artikel zum Katheterisieren in Reichweite bereit-legen.
Es gibt etliche Videos bei den entsprechenden Firmen, wie Coloplast, die das Anwenden von Kathetern an-schaulich erklären. Es gibt auch Darstellung für Men-schen, die im Rollstuhl die Katheterisierung vornehmen müssen. Wichtig: Sie werden in der urologischen Praxis ausführlich angelernt.

Miktionsprotokoll

Datum/ Uhrzeit	Trink- Menge	Urin- Menge	Harn- drang ja/nein	Bemerkung	Ereignisse am Tag
--------	--------	--------	--------	------------	-----------
--------	--------	--------	--------	------------	-----------
--------	--------	--------	--------	------------	-----------
--------	--------	--------	--------	------------	-----------
--------	--------	--------	--------	------------	-----------
--------	--------	--------	--------	------------	-----------
--------	--------	--------	--------	------------	-----------
--------	--------	--------	--------	------------	-----------
--------	--------	--------	--------	------------	-----------
--------	--------	--------	--------	------------	-----------
--------	--------	--------	--------	------------	-----------
--------	--------	--------	--------	------------	-----------

Urinmenge pro 24 Stunden: _____

Anzahl Blasenentleerungen: _____

(Gemeinsam mit meiner Physiotherapeutin erstellt.)

Beckenbodenübungen

Meine Physiotherapeutin Tatjana hat schon oft mit mir während der Krankengymnastik Beckenübungen gemacht. Immer dann, wenn meine Blase mal wieder unpässlich war. Auch belegte ich einen Kurs bei ihr und diese Unterlagen hat sie mir zur Verfügung gestellt. Dafür danke ich ihr sehr.

Tatjana weiß von was sie spricht, denn sie riet mir in meinem Buch, die Betroffenen nur zwei Übungen täglich üben zu lassen. Weniger ist oft mehr! Schon dieser Aufwand ist enorm, da die wenigsten lange durchhalten, und ich gehöre definitiv dazu. Sie empfahl mir die Übungen "Das Dreieck" und "Tick und Tack". Wer möchte, kann jederzeit mehr Übungen machen, oder sie gegeneinander tauschen, je nach Beweglichkeit.

Ich habe ihre Übungsmaterialien, mit ihrer Genehmigung, komplett überarbeitet, vereinfacht und hier neu aufgeschrieben.

Möchten Sie diese Übungen gemailt bekommen, dann schreiben Sie mich an!

Eventuell hat aber ihre Physiotherapeutin bzw. -therapeut ebenfalls solche Vorlagen. Fragen Sie sie/ihn einfach.

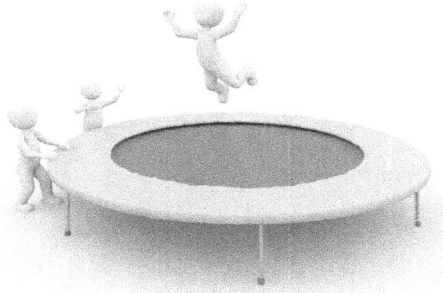

Sich mit den Muskeln des Beckenbodens auseinander zu setzen, bedeutet etwas Anatomie zur Verständigung. Es werden Übungen zur Körperwahrnehmung erklärt, die Zusammenhänge von Beckenbodenaktivität und Atmung, sowie die Körperhaltung. Wer dies alles schon kennt, führt einfach die Übungen einmal am Tag durch. Am sinnvollsten sind die Übungseinheiten "das Dreieck" und "Tick und Tack". Meine Hebamme meinte schon vor 20 Jahren im Geburtsnachbearbeitungskurs, in dem es nur um den Beckenboden ging, an jeder Ampel sollte man den Beckenboden anspannen, lösen, anspannen und lösen. Ebenso morgens und abends vorm Badezimmerspiegel. Ich befolgte ihre Ratschläge über Monate und siehe da, ich hatte keine Probleme mehr nach der Geburt. Erst die MS begünstigte die Blasenschwäche mit den Jahren.

Die Beckenbodenmuskulatur bildet die unterste Schicht im Becken also den Boden, handtellergroß und -dick. Der Beckenboden in seiner Form, einigen Bändern und muskulären Strukturen trägt den Großteil der inneren Organe wie die Blase und die Gebärmutter. Er funktioniert differenziert.

1. Er federt die Alltagsbewegungen ab,
2. behält den erhöhten Druck z.B. beim Husten und Lachen bei und
3. machen den Stuhlgang und Harndrang unabhängiger.

Genauso wie der Beckenboden kräftig sein muss, löst er sich beim Sex und der Geburt. Der Beckenboden kann man eher als Gurt ansehen, somit stellt man sich das Ganze besser vor. Es gibt drei Verbindungen, die wir uns vorstellen sollten: die Harnröhre, die Scheide und den Anus. Diese werden bei Bedarf durch eine Senkung der Muskelspannung geöffnet z.B. wenn wir auf der Toilette sind, dabei senkt sich der ganze Beckenboden um einige Millimeter und danach hebt sich der Beckenboden wieder an und die Röhren werden verschlossen, somit ist die Muskelspannung wieder erhöht.

Der Beckenboden hat 3 Schichten, die normalerweise immer auch zusammenarbeiten.
Wir üben jede Schicht getrennt, damit wir sie besser spüren lernen.

1. Äußere Schicht (die Acht):
Schambein zum Steißbein und vom Schambein zum Sitzbein (Tuber), sie kreuzen sich am Damm. Die Öffnungen von Harnröhre, Scheide und Anus werden von Muskeln umhüllt und einige Fasern laufen noch in der Harnröhre und der Scheide spiralförmig an deren Wänden nach oben.
Diese Schicht zieht die Harnröhre und Scheide bei Bedarf zusammen bis wir
die Möglichkeit haben z.B. auf die Toilette zu gehen.
ÜBUNG:
Setzen Sie sich aufrecht auf einen Stuhl, versuchen Sie den Damm etwas nach oben zu ziehen. Dabei denken Sie an das Kreuz (Schambein zum Steißbein und vom

Schambein zum Sitzbein). Dabei kann Ihnen helfen, dass Sie die Augenbrauen zusammenziehen und böse schauen.

Die Spirale entlang der Harnröhre vorstellen und diese zusammenziehen.

Achtung, nicht die Luft anhalten. Entspannen, wiederholen.

2. Mittlere Schicht (das Dreieck):

Diese geht von Sitzbein (Tuber) zu Sitzbein und von der einen Beckenschaufel zur anderen Beckenschaufel. Sie hat die Aufgabe, den Druck von unten nach oben weiterzugeben.

ÜBUNG:

Sie sitzen aufrecht auf dem Stuhl und bewegen sich hin und her, damit Sie die Sitzbeinhöcker finden. Eventuell tasten Sie die Sitzbeinhöcker und stellen sich jetzt die Muskulatur vor wie sie beide Höcker zusammenzieht. Es sind nur wenige Millimeter. Man fühlt dabei auch wie man etwas größer wird. Die Beckenschaufeln kommen etwas näher.

3. Innerste Schicht (der Fächer):

Diese breitet sich vom Schambein und von den Beckenschaufeln fächerförmig aus. Sie hat Kontakt zu den Bauchmuskeln und am Steißbein zu den Rückenmuskeln, bis hin zu den Oberschenkeln. Diese Muskeln tragen zur aufrechten Körperhaltung bei. Die ganze Spannung in unserem Körper wird dadurch beeinflusst. Außerdem zieht sie den Anus zusammen in Abhängigkeit von der Beckenstellung.

ÜBUNG:

Beckenbewegung spüren lassen, Hände an die Oberschenkelknochen und dort die Spannung spüren lassen. (Getrennt kann man den Beckenboden nicht trainieren, der Beckenboden hängt mit der ganzen Muskulatur des Körpers zusammen.)

Mobilisation - Sitz aufrecht, Hände auf das Brustbein und dann schnell nach rechts und links drehen. Spüren sie in dieser Position ihren Beckenboden. Durch das

Drehen kommt es zu einer Aufrichtung der Wirbelsäule und somit auch zu

einer größeren Anspannung des Beckenbodens.

Sitzpendel - Sitz aufrecht, li. Hand auf das Brustbein, re. Hand auf Bauchnabel und Symphyse (Schambeinfuge), nach vorne und hinten pendeln. Sie richten Ihre Aufmerksamkeit auf den Beckenboden ohne diesen zu beeinflussen. Atem fließen lassen und nachspüren, ob es einen Unterschied macht beim Aus- und Einatmen.

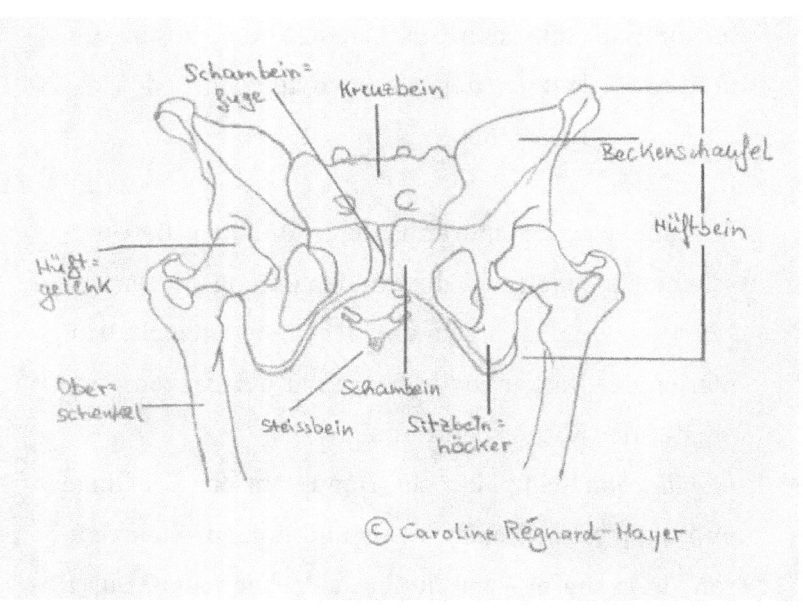

© Caroline Régnard-Mayer

Die ZWEI wichtigsten ÜBUNGEN

"Das Dreieck"

Sitzen Sie aufrecht auf einem Stuhl, Beine hüftbreit auseinander, fester Fußstand. Spüren der beiden Sitzbeinhöcker und des Scheitelpunktes.

Diese drei Punkte in Gedanken miteinander verbinden.

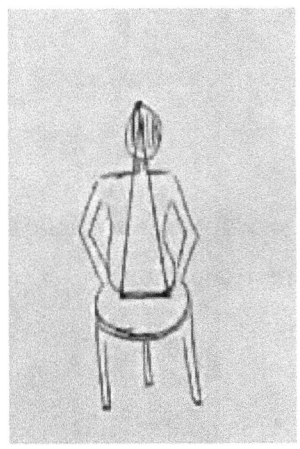

© 2016,Caroline Régnard-Mayer

Versuchen Sie das gedachte Dreieck mit etwas kleinerer Grundfläche entstehen zu lassen, d.h. Beckenboden, aber auch die Pomuskeln ziehen sich zusammen, gleichzeitig wird das Dreieck höher.

! Atmung nicht vergessen!

"Tick und Tack"

Aufrecht stehen, dann leicht die Knie beugen, Arme abwechselnd von vorne nach hinten schwingen, dabei kräftig tick und tack sagen. Zur Sicherheit Pezziball oder Hocker hinter sich stellen.

Weitere ÜBUNGEN:

"Schwamm"

Bauchlage: Der Beckenboden wird als elastischer Schwamm visualisiert. Die Einatmung dehnt den Schwamm, die Luft strömt ein.
Die Ausatmung zieht den Schwamm zusammen, die Luft entweicht, dabei wird das Schambeim in die Unterlage gedrückt.

Sie können bei der Übung geräuschvoll ausatmen mit «chchch», hilft vielen Übenden.

"Brückenbauch"

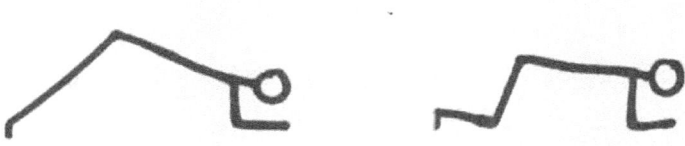

1. Variante:

Vierfüßlerstand, Unterarme liegen auf der Unterlage, nur die Knie etwas hochnehmen, kurz halten, ablegen, wiederholen.

2. Variante:

Vierfüßlerstand, Unterarme liegen auf der Unterlage, Füße abwechselnd abheben, kurz halten, ablegen, wiederholen.

Beckenboden während der Übungen anspannen!
!! Atmen nicht vergessen. !!

"Die untergehende Sonne"

Setzen Sie sich aufrecht auf einen Pezziball, Hände an das Brustbein.

Stellen Sie sich vor, jemand hat eine Sonne auf den Boden gemalt.

Nun rollen Sie bei der Ausatmung auf »chchch« auf den Linien der Sonnenstrahlen den Ball nach vorne und zurück. Abwechselnd ein- und ausatmen, verschiedene Beckenbodenanspannungen spüren.

Entspannen:

Bauchlage: Füße zur Decke strecken, Knie bleiben liegen, Unterschenkel kreuzen, 2 Min. nachspüren.

Rückenlage: Arme und Beine abheben, 8 Sec. halten.

!! Atmen nicht vergessen. !!

Mein Liebling, ich muss dir etwas sagen!

Können Sie sich vorstellen ihrem Partner zu sagen: »Mein Liebling, ich habe in die Hosen gemacht?«

Während ich diesen Satz schrieb, fing ich laut an zu lachen, zu grotesk ist diese Vorstellung. Das können Sie eventuell ihrem Ehemann nach 30 Jahren beichten, der vom Alter her eventuell dieselben Probleme wie Sie hat. Denn man muss nicht unbedingt die gleiche Krankheit haben, aber die lieben Männer, die auch älter werden, schleppen sich eventuell mit einem Prostataleiden durch das Leben.

Zurück zu meiner Frage. Zwar peinlich, auch nach Jahrzehnten des Zusammenlebens und etlichen peinlichen Situationen ohne ein Blasenleiden zu haben, ABER stellen Sie sich einmal folgende Situation vor:

Ich, Caro lerne einen Mann kennen und bin seit etlichen Wochen leiert mit ihm. Er weiß von meiner MS, auch von den Krankheitssymptomen. Eines Tages mache ich einen Ausflug mit ihm und erreiche nicht rechtzeitig die Toilette. Versetzen Sie sich in meine Lage. Nasse Hose, das Unsichtbare wird sichtbar, und der Boden tut sich auf und schwups, die Caro ist vor Scham verschwunden. Geht nicht, sagen Sie mir, die

Erde öffnet sich nicht gerade so wie ich es möchte, aber die Hose bleibt trotzdem nass. Bei diesem Gedanken muss ich schmunzeln, doch würde ich die Situation reell erleben, verginge mir das Lachen und mein Gesicht würde gefrieren. Wie erginge es Ihnen? Ähnlich wie mir - Gesicht starr vor Schreck oder knallroter Kopf? Oder Sie buddeln ein Loch, da sich der Boden nicht geöffnet hat ...

Deswegen beschloss ich vor längerer Zeit, kein Mann kommt mir mehr ins Haus ... nein, so auch nicht, zum Kaffee trinken ja und zu Geburtstagen ebenso, denn ich kenne ja nicht nur weibliche Spezies ... aber eine Partnerschaft - nein danke.

Es bedeutet für mich Stress, denn mein Alltag würde auf den Kopf gestellt werden, auch ohne peinliche Situationen wie mit der Blase. Ich muss ständig erklären warum ich heute nicht so kann wie gestern, ich müsste die neue Liebe mit meinen pubertierenden Kindern (eigentlich sollten sie diesen Zustand hinter sich haben, aber Pustekuchen) unter einen Hut bekommen. Ich müsste mir Zeit nehmen, um ihn kennen zu lernen, ich muss ... ich sollte ... ich möchte ... ich werde ... ich kann nicht ... ich darf ... ich wünsche mir ... ich ...

Ich kann nicht! Es kostet mich Kraft, und die brauche ich für mich. Darüber bin ich nicht traurig, denn ich führe ein erfülltes Leben, auch wenn andere mich ständig vom Gegenteil überzeugen möchten. Hallo! Es ist mein Leben und ich habe nie gesagt, dass ich bis zum Lebensende alleine bleiben möchte. Aber im Moment ist es gut, so wie es ist. Basta!

Die schlimmsten unter den Mich-bekehren-wollen-Personen sind die, die mir sagen, dass doch ein gehandicapter Mann, auch mit MS, am besten zu mir passen würde! Liebe Bekehrer, was würde ich ohne euch und eure Fürsorge tun!? Ich wäre ein Nichts, ein in die Hose machendes Nichts, dem man noch sagen muss, welcher Mann am besten zu mir passt! Auf solche Freunde wartet die Menschheit, aber ich nicht auf sie. Da ich ein dickes Fell besitze und mich zu wehren weiß, bin ich mit den liebmeinenden Freundinnen noch befreundet. Denn, nicht nur die Anderen verhalten sich ehrenhaft und fürsorglich.

Viele Sätze fallen mir ein, wenn ich den Satz weiterspinne von »Mein Liebling, ich muss dir etwas sagen!«

... heute fühlen sich meine Beine matschig an, ich kann nicht so weit gehen (wir sprechen von max. 500-700 m), schon gar nicht mit in den Wald.

... meine Fatigue hat zugeschlagen, ich bin zu erschöpft, um mit auf die Geburtstagsfeier zu gehen.

... meine Stimmung ist am Boden, ich möchte mich verkriechen.

... ich war seit heute Morgen (ich bin erst 5 Stunden wach) schon 10x auf der Toilette, ich kann das Haus heute nicht verlassen (außer ich nehme eine Packung Dekristol[6]).

... meine Spastik[7] ist so schlimm, dass ich nicht alleine duschen kann.

... ich muss in die Notfalldienstzentrale, ich sehe doppelt.

... am Wochenende wird das nichts mit einem Treffen, ich gehe morgens in die Klinik, um ambulant mein Cortison zu bekommen, ich habe einen Schub.

... ich liege in der Klinik, unseren Urlaub müssen wir absagen.

... kannst du nach den Kindern schauen, während ich vier Wochen zur Reha fahre?

---

[6] Blasenmedikament
[7] erhöhter Muskeltonus

... toll dass du gekocht hast, aber ich schmecke nichts (durch einen Schub kann man seinen Geschmackssinn verlieren).

... ich spüre nicht mehr viel wenn wir zusammen sind.

... ich brauche meine Ruhe.

...

Sexy, da sind Sie doch sicher meiner Meinung?! Nein? Dann verstehen wir uns - endlich, auch die Mich-Bekehrer verstehen mich zu guter Letzt.

Entweder ein Märchenprinz kommt auf seinem braunen Pferd vorbeigeritten, akzeptiert mich so wie ich bin, inklusive meiner Macken plus Unpässlichkeiten, ODER ich lebe mein Leben so wie jetzt. Glücklich und zufrieden auch ohne Mann!

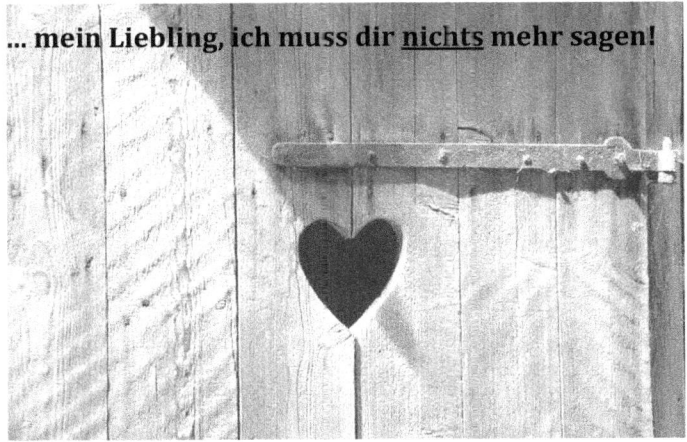

... mein Liebling, ich muss dir <u>nichts</u> mehr sagen!

Anekdoten, die mir MS-Betroffene erzählten

Ich freue mich an dieser Stelle, dass mir Freunde bzw. Leidensgenossinnen ihre „Geschichte mit ihrer Blase" erzählt haben. Ich weiß, dass es manch einem von ihnen vielleicht nicht ganz leichtgefallen ist, aber sie konnten dann doch über sich und ihre Anekdoten schmunzeln, andere wiederum lachten mit mir herzlich, bis uns die Tränen kamen. Denn eines ist sicher, ohne Humor sind unsere Missgeschicke oder unsichtbaren Symptome oft nicht besser zu ertragen!

Ich korrigierte oder berichtigte keine Erzählungen, sie sollen vom Leser authentisch gelesen werden.

Eine besondere Art von Humor ist der Galgenhumor,
der den allerschlimmsten Situationen noch eine spaßhafte
Seite abgewinnt.
Max Haushofer

Humor ist der Knopf, der verhindert, dass einem der Kragen
platzt.
Joachim Ringelnatz

Ist der Humor verloren,
ist alles verloren.
Detlev von Liliencron

Nicole

Eine gute Idee dein Buch, Caro! Bin dabei, zumal ich noch so ein Abenteuer am 25.12. bei Pytel's hatte. Ich war mit dem Rollstuhl auf der Toilette und als ich aufstehen wollte, kämpfte ich mit dem Fußbrett. Es hat mich total nervös gemacht dieses blöde Brett, denn ich musste doch dringend auf die Toilette! Ich kann doch nicht aufstehen oder auf das WC rutschen, wenn meine Füße noch auf dem Brett sind!! Beim Kämpfen habe ich dann ein "schönes und angenehmes" Gefühl verspürt wie sich meine Blase auf das Kissen des Rollstuhls entleerte. Haha, lustig war es nicht! Irgendwann kam meine Tochter und fragte mich, ob alles in Ordnung sei. Nein, überhaupt nicht! Wir sind dann zu Fuß nach Hause gelaufen, ich wurde natürlich im Rolli geschoben. Transfer auf dem Sitz im Auto wäre unmöglich gewesen. Armer Sitz! Wir haben zu den anderen gesagt, dass wir frische Luft schnappen möchten und der Rest der Familie hat nichts gemerkt. Meine Tochter und ich haben gelacht und sie sagte immer wieder zu mir: »Mama, es gibt Schlimmeres!« Es stimmt, es gibt Schlimmeres!

Beim Zahnarzt auf dem Stuhl ist mir auch etwas Peinliches passiert. Zum Glück war niemand im Raum, der Zahnarzt hatte sich schon verabschiedet und die Helferin hatte den Raum auch verlassen. Ich musste so schlagartig auf die Toilette, dass ich überhaupt keine Möglichkeit hatte zu reagieren. Ich entleerte auf dem Zahnarztstuhl, meine Inkontinenzbinden schafften die Menge aber nicht. Mühsam erhob ich mich und wischte mit meinem großen Halstuch alles trocken, ließ es sofort in meiner Tasche verschwinden. Dann setzte ich mich mit der nassen Hose in meinen Rolli und rief draußen vor der Praxis meinen Mann an. Denn es war zu kalt, um im nassen Zustand nach Hause zu rollen, aber auch ein Glück, sonst hätte ich kein Tuch dabeigehabt. Mein Mann holte mich umgehend ab. Diese Situation beim Zahnarzt war so peinlich, aber ich hatte Glück im Unglück, dass ich alleine im Zimmer war. Im Nachhinein konnte ich mit Caro herzlich darüber lachen.

Caro (Autorin dieses Buchs)

Kreta im Herbst. Mein Sohn und ich verbrachten einen tollen Tag mit dem Auto im Hinterland. Es war der dritte Ausflugstag und für mich auch der dritte Fahrtag. Dies hieß für mich, den ganzen Tag Autofahren mit längeren Pausen, in denen wir etwas besichtigten (hier musste ich aber viel laufen) oder ausgiebig essen gingen. Fazit, es waren drei anstrengende Tage für mich. Das Ende vom Lied, am letzten Abend musste ich vor dem Hotel wie aus heiterem Himmel dringend auf Toilette. Ich lief wie ein närrisches Huhn vor dem Hotel herum, auf der Suche nach einem Versteck. Zum Glück war mein Sohn schon nach oben ins Zimmer gegangen. Wie beschreibt Nicole ihr Erlebnis!? Genau - ein warmes nasses Gefühl an den Beinen. Direkt am Auto vor dem Hotel. Ich hätte heulen können, denn als ich durch die großen Hotelfenster schaute, war es rappelvoll. Not macht erfinderisch. Zum Glück hatte ich mein Cape dabei, das ließ ich so weit wie möglich den Rücken runterrutschen, denn wie sollte es anders sein, an diesem Tag hatte ich helle Jeans an. Die Tasche und meinen Pulli drapierte ich so vor meinem Bauch, eher hüftig, dass man von vorne auch so wenig wie möglich sehen konnte. Stolz erhobenen Hauptes, innerlich starr, durchschritt ich im steifen Normalschritt die Hotelhalle und schickte ein Stoßgebet gen Himmel. Im Zimmer angekommen, merkte mein Sohn schon an meinem Verhalten, dass etwas in die Hose gegangen war und meinte: «Oh Mama, du bist ja so etwas von peinlich!« Erst in diesem Moment verging mir der Humor und auch mir war es augenblicklich peinlich.

Wie oft lief ich vor der Wohnungstür Amok und erreichte die Toilette nicht rechtzeitig. Die Niagarafälle sind nicht zu überbieten.

Ebenso stand mir die Scham ins Gesicht geschrieben, als es mir in der Stadt passierte, kurz bevor ich mein Auto erreichte. Nicht zu beschreiben, was ich fühlte. Hier vergeht auch mir der Humor. Galgenhumor tritt an seine Stelle. Ein Tipp von mir. Bitte halten Sie für solche Fälle eine Plastiktüte im Auto parat, sonst ist Ihr Sitz nass. In solchen Situationen wurden meine unsichtbaren Symptome sichtbar, als nasse Hose.

Eine mehr oder minder lustige Geschichte erlebte ich gleich zweimal auf der Hin- und Rückfahrt nach München, im Karlsruher Hauptbahnhof. Da ich oft nach Karlsruhe mit dem Zug fahre, weiß ich genau, wann ich im Zug noch schnell zur Toilette gehen sollte, oder im Bahnhof in Karlsruhe. Auf der Hinfahrt entschied ich mich für den Toilettengang im Karlsruher Bahnhof, da ich einen längeren Aufenthalt bis zur nächsten Abfahrt dort hatte. Doch kaum erblickte ich die Toilette von weitem, hatte ich bzw. meine Blase es verdammt eilig. Zu dieser Zeit besaß ich noch nicht den Euro-Toilettenschlüssel und musste mich mit dem Koffer durch das Drehkreuz quälen. Ich war so in Eile, dass ich mich vor lauter Hektik drinnen befand und mein Koffer draußen, festgehalten noch von mir mit den Händen durch die Gitterstäbe des Drehkreuzes. Zum Glück war gerade niemand in der Nähe. Ich zerrte wie eine Verrückte und irgendwie/irgendwann knallten der Koffer dann vor meine Füße. Im letzten Moment konnte ich verhindern, dass ich über den Koffer flog. Wie eine Gestörte und nassgeschwitzt suchte ich das Örtchen auf. Ein Bild für die Götter! Eine zerrende Caro am Drehkreuz zur Toilette!

Auf der Heimfahrt das gleiche Dilemma, aber etwas geschickter stellte ich mich am Drehkreuz an. Trotzdem, zum Örtchen schaffte ich es nicht mehr. Zum

Glück hatte ich ja Kleider zum Wechseln mit dabei. Solche Erlebnisse kann man, außer Leidensgenossen, kaum jemandem erzählen, denn andere Menschen würden einen für total verrückt erklären. Und hier stellt sich mir die Frage, ob ich dies sagen könnte: »Mein Liebling, ich muss dir etwas sagen!«

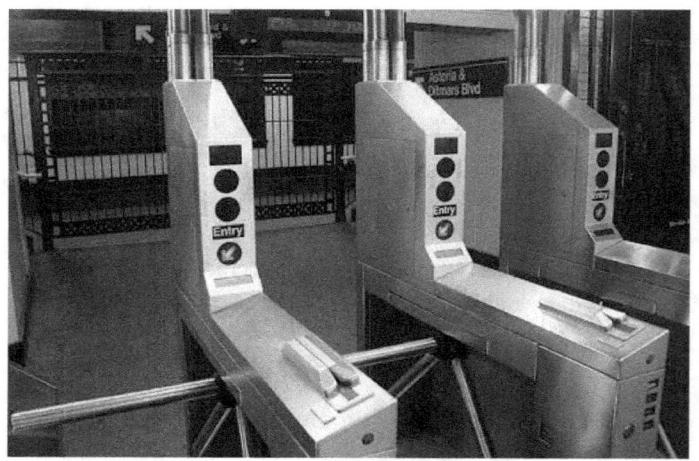

Sibylle

Sightseeing-Tour

Mein samstäglicher Einkauf startet wie folgt:

Zuerst schreibe ich natürlich einen Einkaufszettel, den ich dann regelmäßig vergesse ... aber wozu habe ich so ein vorzügliches Gedächtnis.

Ich starte von der Ferdinand-Koch-Straße aus und fahre Richtung Marktplatz. Ah, da ist ja auch schon das erste sehenswerte Objekt, das Rathaus. Natürlich ist das Gebäude sehenswert, vor allem kann Frau innen, wenn sie den Seiteneingang benutzt, die öffentliche Toilette benutzen. Wunderbar, denn ich habe ja bereits zwei Tassen Kaffee und eine Tasse Darjeeling Tee getrunken. Höchste Zeit zu betrachten, was die Stadt so bietet. Ich bin nicht die Einzige, das sehe ich an der leeren Toilettenpapierrolle. Sie hängt noch da, immerhin weiß ich ja, wie man eine neue Rolle aufhängt. Das mache ich dann, warum auch nicht.

Dann kann ich beruhigt meine Einkäufe auf dem Markt erledigen. Aber da lockt schon die Bäckerei Schall und das weiß ich bereits. Wenn man Backwaren kauft oder gar ein Café trinkt, darf man umsonst zur Toilette. Sonst kostet es 50 Cent. Das ist es eigentlich nicht wert. Die Toilette ist ein bisschen schmuddelig, meistens fehlen die Papierhandtücher oder die Seife oder beides.

Dann doch lieber weiter die Gerberstraße rauf zu der Buchhandlung Thalia. Da gibt es Zeitungen und gute Bücher und ... ein bisschen versteckt eine Kundentoilette. Die finde ich persönlich besser als die bei der

Bäckerei Schall. Sie sieht zwar aus wie ein Raum für Putzmaterial, ist es ja auch, aber relativ sauber und nicht so häufig frequentiert.

Weiter geht's ... Die letzte Station und dann habe ich alle Einkäufe geschafft. Das Modehaus Jost. Bietet nicht nur eine Modeabteilung für die Frau von heute, wir fahren aufwärts in den letzten Stock, ganz hinten bei der Männerabteilung, durch die Tür mit dem Urlaubsplakat ... eine Damentoilette. Schön, wenn Frau dann das Glück hat, dass die letzte Besucherin das Papier nicht auf den Boden geworfen hat. Aber auch wenn, ist es schön zu wissen, dass Landau seinen Besuchern vieles zu bieten hat.

Bis zum Bahnhof ist es weit und da steht ja auch so ein öffentlicher runder Bau, der Eintritt kostet 50 Cent, die Tür schließt automatisch und man hofft dann auch wieder raus zu kommen, ohne den Notruf zu betätigen.

Ach ja, Landau ist schon einen Einkaufsbummel wert.

Christine

Den letzten Schuss ...

... habe ich dann doch noch gehört ;-) ...

Wer hätte das gedacht?

In Österreich scheinen die Silvesteruhren ein wenig anders zu ticken ...

Der Abend war schön und ausgelassen, das Essen gut, die Band war toll. Nach wie vor fuchst es mich ein wenig, nicht mehr tanzen zu können, da ich doch so eine kleine Dancing-Queen war, aber Schunkeln geht ja zum Glück noch.

Nichtsdestotrotz, habe ich mich tatsächlich mit meinem Rolli um Mitternacht nach draußen gewagt und auf das Feuerwerk gewartet. Es wurde angestoßen, ein frohes Neues Jahr gewünscht, ein wenig Austria-Musik gespielt, wirklich schön, nur das Feuerwerk war ein wenig mickrig. **Dachte ich ....**

Natürlich musste ich mal wieder meinem **Lieblingshobby** nachgehen und auf das WC. Toll. Der Fahrstuhl funktionierte, ich wurde statt ins UG in den 3. Stock befördert und dann noch ein paar Mal hoch- und runter geschickt.

Auf jeden Fall habe ich es geschafft und bin frohen Mutes ins Restaurant zurückgekehrt, in dem keine Menschenseele war. Na toll ...

Also raus und was soll ich sagen. Ich habe nur noch den letzten Schuss gehört und die letzten Funken von einem gigantischen Feuerwerk gesehen. Super!

Da ich ja sowieso den letzten Schuss oft nicht gehört habe, passte das ganze Geschehen wie die Faust aufs Auge. :-)

Jetzt weiß ich, wie hier in Austria die Uhren ticken und wie sie knallen und das ist doch auch schon einmal positiv zu bewerten, oder? Im Übrigen habe ich noch dezent ein Feuerwerk-Video zugespielt bekommen. Sehr aufmerksam sage ich da nur ...

Christin Ahrens, Autorin

Gestern Abend ging mir in der Stille durch den Kopf, dass es doch gar nicht nötig ist, noch weiter an meiner Vergangenheit zu arbeiten. Mir geht es doch seit einiger Zeit psychisch sehr gut. Ich habe vieles aus der Kindheit und Jugendzeit vergessen, verdrängt. Aber muss es zwingend hervorgeholt werden, um abzuschließen? Es kann doch auch dableiben, wo es ist, in einem Tresor ganz hinten in meinem Gehirn. Es heißt doch immer, lebe im Hier und Jetzt.

So, mit diesen Gedanken, ging ich ins Bett und dachte in keinster Weise, nicht eine Sekunde an meine täglichen Alpträume.

Es ist immer der gleiche Traum, aber immer an einem anderen Ort. Ich werde verlassen. Ich packe mein Hab und Gut und ziehe aus. Mein Mann hat eine andere Frau. Er demonstriert mir jede Nacht aufs Neue, wie glücklich er mit seiner neuen Frau ist.

Nach dem Aufwachen kann ich sagen, wenn mein Bewusstsein wieder da ist, dass ich eine Rolle meines Vaters übernehme. Mit Garantie ist es so. Er wurde einige Male von Frauen verlassen.

Meine leibliche Mutter ging, als ich 3 Jahre alt war. Sie nahm meine Schwestern mit.

Meine Stiefmutter ging, als ich 16 Jahre alt war. Sie nahm meine Brüder mit.

Zwischen der 2. und 3. Frau gab es Freundinnen, die zum Teil einzogen und kurze Zeit später wieder wegen ihm auszogen.

Seine Aggression, Wut, Hass und Trauer bekam ich dann zu spüren. Er lud jeden Abend mit seinem Glas Rotwein in der Hand seinen Frust bei mir ab.

Und dann wundert es mich heute, warum ich immer diesen Traum habe?

Ich habe Angst, Angst davor, verlassen zu werden. Am Tag denke ich kaum daran, dass es passieren könnte. Das habe ich in der Therapie geschafft abzulegen. Ich vertraue meinem Mann zu 100 %. Doch sobald mein Bewusstsein ausgeschaltet ist, geht es los.

Komme ich nun zu den körperlichen Beschwerden, die ja fast alle bei mir auch mit der Seele verknüpft sind.

In Caros Buch geht es ja um das Thema: „die Blase". Meine Blase zeigt mir ganz deutlich, wenn ich wieder mal einen Gang zurückschalten sollte. Ich reagiere mit einer Harnwegsinfektion. Seitdem ich diese Schmerzen ertragen sollte, trinke ich täglich Cranberry-Tee. Der wurde mir empfohlen und ich kann sagen, dass ich bis heute Ruhe fand zum Thema Blase.

Was bei mir noch stärker und länger Beschwerden bereitet, ist meine Haut und mein Darm bzw. After. Ich habe schuppige Haut auf dem Kopf, auf der Stirn, an der Nase und in bzw. hinter den Ohren. Nun ist es dann so, dass ich sie bei innerer Unruhe immer aufkratze. Schön ist anders.

Und das letzte Organ ist bei mir der Darm, bzw. der After. Seit Jugendzeiten kämpfe ich ja schon mit den lästigen Hämorrhoiden, doch seit einigen Jahren meint dann die Vene, sie müsse sich immer drumlegen und verschließen. So bin ich dann ständig wegen Analvenenthrombose in der chirurgischen Abteilung vorstellig. Es ist sehr schmerzhaft. Die Folgeerkrankung ist dann rissige, trockene Haut rund um den After.

Hat man erstmals eine Beschwerde, dann zeigen sich in Folge auch gleich weitere.

Demnächst werde ich den Rat des Oberarztes annehmen und die Venen veröden lassen. Fragt sich nun, ob diese Erkrankung tatsächlich mit der Psyche zu tun hat, weil ... viele Menschen haben diese Probleme. Aber es ist ja so, wenn ich gut für mich sorge mit der Ernährung, Bewegung und Lebenseinstellung, dann hat der Körper auch mal Ruhe.

Komme ich zu meiner Ausgangsthese zurück, muss ich feststellen, dass ich doch noch etwas tun sollte, um diesen bösen Geist in mir zu verabschieden. Ich bin nicht die Trägerin von den Altlasten meines Vaters oder meiner leiblichen Mutter. Eine Familienaufstellung interessiert mich sehr.

EURO-Toilettenschlüssel - "Dem Himmel sei Dank!"

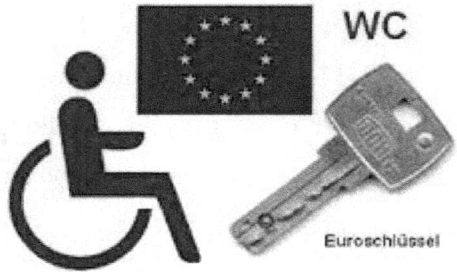

Euroschlüssel

Nie in meinem Leben hätte ich früher gedacht, dass ein Schlüssel für mich wie der Euro-WC-Schlüssel mal irgendwann einmal so wertvoll sein würde. Und ich rede hier von einem Schlüssel! Erwischt es mich doch immer schlagartig, wie ein Wolkenbruch der sich ebenso in Sekundenschnelle ankündigt, einfach überraschend und dann habe ich es eilig. Welch peinliche Situationen sind mir schon durch die Benutzung des Euro-WC-Schlüssel erspart geblieben und mittlerweile bin ich routiniert im Umgang mit ihm, ebenso im Suchen vermeintlicher Örtlichkeiten. Ich bin meistens die Erste, die Toiletten entdeckt. Denn oft checke ich die Kaufhäuser, Restaurants und sonstige Lokalitäten beim Betreten ab; mit Adleraugen fliege ich durch die Räume und suche nach dem Schild "Toiletten". In Bahnhöfen und Behörden, ebenso an Raststätten ist der Schlüssel einsetzbar.

Ganz einfach können Sie den Euro-WC-Schlüssel bestellen

Nicht nur in Deutschland, auch in vielen Schlösser europaweit passt der silberne Schlüssel. **Hier** geht es zum Bestellen: https://www.cbf-da.de/ für unschlagbare 26,90 Euro; mit dem Locus-Berhinderten-toiletten-Verzeichnis für 35,50 Euro!

Wer kann den Euro-WC-Schlüssel beantragen?

Bezugsberechtigte Menschen sind Personen, die auf einer behindertengerechten Toilette angewiesen sind.

Darunter fallen folgende Kriterien/Erkrankungen:

Multiple Sklerose

Rollstuhlfahrer

Morbus Crohn

Colitis ulcerosa Erkrankte

Menschen mit chronischen Blasen-/Darmerkrankungen

schwere, außergewöhnliche Gebehinderung

Schwerbehinderte, die hilfebedürftig sind und ggf. eine Hilfsperson benötigen

Blinde

Stromaträger

Als **Nachweis gilt in Deutschland der Schwerbehindertenausweis** mit einem GdB von mindestens 70% und Merkeichen G **oder** die Merkzeichen aG, B und/oder H enthalten sind.

Per Mail sendet man eine Kopie des Ausweises und erhält dann die Rechnung. Man bezahlt diese und erhält umgehend den Euro-WC-Schlüssel per Post zu geschickt.

Personen aus Europa, die kein vergleichbares System wie den Schwerbehindertenausweis verfügen, können mit einem ärztlichen Nachweis oder einem europäischen Parkausweis, den Schlüssel anfordern.

Außerdem kann man wichtige Aufkleber oder Unterlagen beim CBF Darmstadt (Club Behinderter und ihre Freunde) bestellen z.B.: Aufkleber Symbol Rollstuhl, Buch "Der Locus", Rollstuhlbeleuchtung, Handicapped Reisen 2016.

»Dem Himmel sei Dank!«

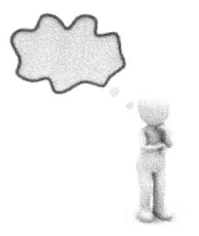

"Es gibt Kräuter, die gegen die MS gewachsen sind!?"

Sie hören richtig! Angeblich gibt es Kräuter aus unserer Natur, die auch Symptome der Multiplen Sklerose lindern oder heilen können. Ich habe recherchiert und bin auf das Buch von Maria Treben "Gesundheit aus der Apotheke Gottes" gestoßen. Ich berichte mit eigenen Worten und übernehme keine Verantwortung was die Autorin schreibt, oder welche Ratschläge sie erteilt. Ausprobiert habe ich manches von ihren Tipps wie z.B. Einreibungen und Tees.

Jeder sollte sich selbst ein Urteil bilden.

Ich zeige Ihnen nur einen weiteren alternativen Weg auf, um eventuelle Linderung zu verschaffen, aber <u>keine</u> Heilung. Sprechen Sie bitte mit Ihrem Arzt über alle Therapieveränderungen oder neue Methoden, auch alternative Medizin und Nahrungsumstellungen.

Frau Treben beschreibt unter Ratschlägen für verschiedene Krankheiten, z.B. Multiple Sklerose, speziell für die Blasenschwäche Folgendes: Wenn Menschen an Blasenschwäche leiden, auch bei verkühlter Blase, dann helfen warme Sitzbäder aus Scharfgarben- und Zinnkraut, davon 100 g pro Bad verwenden. Das Wasser muss über die Niere reichen und am besten die Kräuter kalt über Nacht mit 6 Liter Wasser angesetzt, dann erst für das warme Sitzbad verwenden. Einfacher geht es, wenn man seine Blasenschwäche einmalig mit Kochsalz-Sitzbädern behandelt und zwar jeden Abend bis die Blasenschwäche verloren ist.

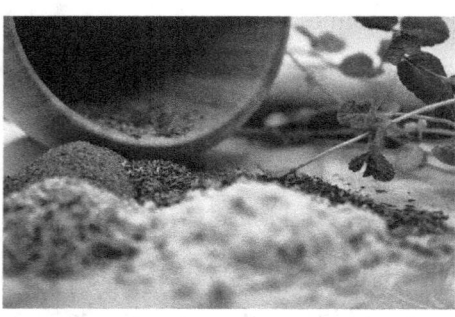

Man gibt eine Handvoll Kochsalz in ein gut temperiertes Sitzbad, Dauer max. 20 Minuten.

Außerdem empfiehlt Frau Treben jeden Tag viermal eine Tasse Frauenmanteltee zu trinken und die Blasengegend mit Hirtentäschel-Essenz einzureiben.

Über die Erkrankung Multiple Sklerose schreibt die Autorin, dass es meist nur schrittweise vorwärts geht und man zur Symptomlinderung nur frische Kräuter verwenden soll, in den Wintermonaten getrocknete.

Das Kraut Hirtentäschel, als Essenz in Korn- oder Obstbranntwein angesetzt, wirkt sich günstig auf die erkrankten Muskelpartien aus. Man reibt diese zwei- bis dreimal täglich damit ein.

Begleitend innerlich trinkt man tagsüber verteilt, schluckweise vier Tassen Frauenmantel- und zwei Tassen Salbeitee. Ebenso empfiehlt Frau Treben Johannis-, Kamillen- und Thymianöl, dass anstatt der Essenzen sich günstig auswirkt.

Für Rückgrat, Gelenke und Hüften konnte sie Essenzen aus den Blüten des Johanniskrauts, der Kamille und Scharfgarbe gute Erfahrungen sammeln. Gegen Steifheit von der Wirbelsäule empfiehlt sie Breiumschläge aus Beinwurzmehl. Zusätzlich sollte man morgens und abends je eine Tasse Scharfgabentee trinken, außerdem 3 Esslöffel Schwedenbitter verdünnt in Kräutertee schluckweise über den Tag verteilt.

Bei Lähmungen berichtet sie, dass Sitzbäder von Fichtenspitzen, Johanniskraut, Kamillen, Salbei, Scharfgarbe, Thymian und Zinnkraut gute Wirkungen haben. Aber pro Woche sollte nur eine Kräutersorte Verwendung finden. Zum Entspannen der Muskeln und zur Durchblutung des Gewebes rät sie vor allem Thymian- und Brennnessel-Vollbäder.

Nach der Meinung von Frau Treben erzielt die Ernährungsumstellung beachtliche Erfolge.

Eine Patientin berichtet in ihrem Buch von sehr guten Erfolgen bei Blasenschwäche und unregelmäßigem Zyklus, dass sie mit Scharfgarben-Essenz abends den Rücken einreibt, die Beine morgens und abends mit Hirtentäschel-Essenz. Zusätzlich wendet sie täglich Schwedenbitter-Umschläge auf dem Unterleib an. Außerdem trinke sie Weidenröschentee mit Schwedenbitter morgens nüchtern vor dem Frühstück. Nach vier Monaten zeigten sich bei dieser Patientin die ersten Erfolge.

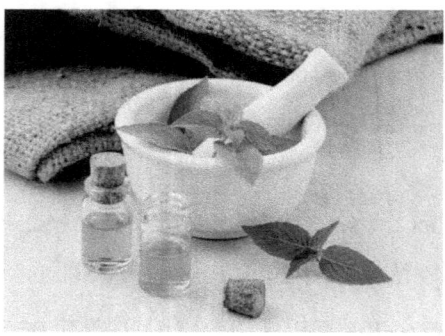 Da heute die frischen Kräuter nicht mehr in unserer Natur am Wegesrand wachsen oder sehr schwer, zu finden sind und die wenigsten sich damit auskennen, gibt es in den Apotheken die Schwedenbitter getrocknet als Gesamtpäckchen, die man zuhause mit Obst-

oder Kornbranntwein ansetzt. Genaue Anleitung bekommt man mitgeliefert.

Meine Erfahrungen mit den Ratschlägen von Frau Treben:

Zuerst muss man wissen, dass ich eher zu den ungeduldigen Menschen gehöre und wenn sich bei mir nach drei bis vier Wochen nichts Gravierendes verändert, gebe ich auf. Vielleicht hätte ich doch durchhalten sollen, denke ich, während ich hier das Kapitel über das Buch von Frau Treben schreibe.

Schwedenbitter setzte ich vor Jahren einmal an und nur nach zwei Einnahmen schenkte ich das Elixier meinem Bruder. Er war hell begeistert und sein Immunsystem dankte es ihm. Ich hatte den Fehler gemacht, nicht zu achten, dass sich in der Kräutermischung Kampfer befand, was ich wie die Pest hasse und mir beim ersten Schluck Brechreiz verursachte.

Mit den Hirtentäschel- und Scharfgaben-Essenzen konnte ich eine wohltuende Wirkung erzielen. Aber keine Schmerzlinderung in meinen Beinen. Nach drei Wochen waren die Flaschen leer und meine Geduld am Ende. Außerdem wendete ich die Essenzen zu einer Zeit an, in der ich jeden Cent dreimal umdrehen musste. Ich griff zu einem Medikament, das ich von der Krankenkasse bezahlt bekam. Heute, nach erfolglosen eineinhalb Jahren Einnahmen von diesem und ein Antidepressivum gegen Schmerzen, nehme ich seit über drei Jahren CBD-Hanföl der Firma Hanfgeflüster (meine Leser bekommen mit dem Code „CAROCBD" 15 % Rabatt) und kann fast schmerzfrei schlafen. Aber ein Versuch wäre es wert, nochmals die Empfehlungen an Essenzen von Frau Treben auszuprobieren! Geht es der Seele gut, dann revanchiert sich der Körper oft positiv.

Ich bin etwas verunsichert, denn durch meine Recherchen bin ich durch Zufall auf ein weiteres Buch[8] gestoßen, und es belegt die Theorien und Tipps von Maria Treben.

„Naturheilkunde leistet nur dann einen wichtigen Beitrag – sowohl für die Patienten als auch für ihr Image – wenn sie seriös, wissenschaftlich begründet und ohne Hokuspokus ist." (Ulrich Fetzner, Arzt)

---

[8] "Schwedenbitter - Gottes Wundertrank oder Teufels Elixier?"

Also sollte man doch nur mit äußerster Vorsicht alternativen Behandlungsmöglichkeiten folgen und alle Vor- und Nachteile gut abwägen.

Übrigens trinke ich Scharfgarbentee heute noch gerne, kann aber nichts außergewöhnlich Positives erkennen.

Fazit: Ich bleibe mir treu, nehme Medikamente gegen Symptome, wenn es sich nicht anders vermeiden lässt und lebe in meinem eigenen Rhythmus, dazu gehören Dinge wie das Fotografieren, Ruhe und die Natur.

Ich bin gespannt, ob auch Sie mit Kräutern, Essenzen, Ölen oder Umschlägen Erfahrungen haben. Dann schreiben Sie mir bitte!

Quelle/Buch:

"Gesundheit aus der Apotheke Gottes"

von Maria Treben

W. Ennsthaler Verlag

An dieser Stelle frage ich mich, kann man mit Kräutern wirklich Linderung bei Multiple Sklerose erzielen? Vielleicht. Aber Glaube versetzt bekanntlich Berge, bei mir müssen da schon die Rocky Mountains herhalten.

Biofeedback gegen Blasenprobleme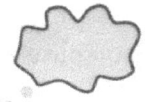

Die Biofeedback-Methode greift in einen Prozess im Körper ein, der die Körperfunktionen reguliert z.B. die unbewusst ablaufenden Vorgänge des Beckenbodens. Es gibt Biofeedbackgeräte für zu Hause, die vom Urologen rezeptiert werden. Diese werden eingesetzt, um die Kontraktion der Beckenbodenmuskulatur optisch oder akustisch sichtbar zu machen. Dadurch wird die Kontrolle über Anspannung und Entspannung der richtigen Muskelgruppen möglich. Sie erlernen bewusst die Wahrnehmung des Beckenbodens. Mindestens zweimal am Tag und über viele Wochen bis Monate sollten diese Biofeedbackgeräte angewandt werden. Die Erfolgsquote liegt bei 70-80 %, laut der herstellenden Firma. Eine Außendienstmitarbeiterin hatte mich damals eingewiesen. Eine Mitpatientin, die wie ich vor fünf Jahren im Quellenhof war, hat mir von ihrem großen Erfolg mit diesem Gerät erzählt.

Nur wer mich kennt, weiß, dass ich keine allzu große Geduld habe. Da sich nach fünf Wochen kein nen-

nenswerter Erfolg einstellte, gab ich auf und belegte einen Beckenbodenkurs, der Übungen auffrischte und erfolgreicher für mich war.

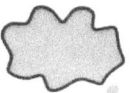

Hypnose und Reiki

Zwei grundunterschiedliche Methoden, über die ich einiges gelesen habe. Aber hier möchte ich mich nicht zu weit aus dem Fenster lehnen, denn Hypnose hat mich überhaupt nicht überzeugt.

Reiki hat mir sehr geholfen, als ich mich Ende Oktober 2015 mit kochend heißem Wasser verbrühte. Nach zwei Wochen sterilen Salbenverbänden, Schmerzmitteln und in regelmäßigen Abständen zum Hausarzt, stand die Heilung der Haut still. Da der vordere Teil des Oberschenkels betroffen war, dort war die Haut rot bis grau und stellenweise entzündet, kontaktierte ich eine Bekannte. Durch Fernreiki hat sie mir sehr geholfen. Meine Ungläubigkeit wich einem überzeugenden Gefühl und hier werde ich am Ball bleiben. Die Probleme mit Fatigue und Blasenschwäche werde ich im Februar angehen.

Hypnose

Sie wird oft als künstlich hervorgerufener Schlaf beschrieben. Sie blickt auf eine über 4000 Jahre alte Tradition zurück. Früher, vor Einführung der Narkosemittel, wurde die Hypnose bei der Durchführung schmerzfreier Operationen angewandt. Auch heute noch verwenden entsprechend ausgebildete Zahnärzte Hypnose bei Patienten an.

Die Multiple Sklerose ist eine Erkrankung, bei deren Entstehung und Verlauf das Immunsystem neben dem Zentralnervensystem, eine zentrale Rolle spielt. Als Therapie kommen Immunmodulatoren zum Einsatz. So auch bei der Verwendung von hypnotischen Techniken und Verwendungen, die eine Normalisierung der gestörten Immunfunktion im Vordergrund erzielen. Der Patient erlernt oft als erstes die Selbsthypnose, wenn Autogenes Training nicht funktioniert. Denn die vorhandene Wahrnehmung dient als Weg zur Entspannung (bei dem autogenen Training werden Wahrnehmungen vorgesagt) und diese hat einen ausgleichenden Effekt auf das Immunsystem. Dann gilt es, für den Patienten ein angemessenes Heilbild zu entwickeln, das in die Selbsthypnose eingebaut wird. Auch hier muss jeden Tag geübt werden, um das Immunsystem in die gewünschte Richtung zu verändern, vergleichbar mit den Immunmodulatoren - nur in diesem Fall ohne Medikamente.

Neben dem positiven Einfluss der Hypnose auf das Immunsystem kann es auch bei Missempfindungen wie Kribbeln und Schmerzen eingesetzt werden, ebenso bei Blasenschwäche. Hier erzielt die Hypnose die dauerhafte Hemmung von schmerzverarbeitenden Neuronen, die Missempfindungen gelangen nicht mehr ins Bewusstsein.

Reiki

Reiki bedeutet Universelle Lebensenergie und kommt aus Japan. Diese Energie bezeichnet die Grundlage allen Lebens. Reiki ist bestrebt, den physischen Körper und unsere Seele in Einklang zu bringen. Reiki wird durch Handauflegen praktiziert, dabei fließt die Energie durch den Gebenden in den Körper des Empfangenden.

Reiki aktiviert die Selbsthilfekräfte des Menschen, unterstützt die persönliche Entwicklung und entspannt wohltuend.

Jeder Mensch kann Reiki erlernen und es erfordert keine Konzentration oder Willensanstrengung, es ist vielmehr kreatives Lassen und Geschehen lassen.

Der Mönch Dr. Mikao Usui aus Japan entdeckte Anfang des vorigen Jahrhunderts Reiki wieder und seit dieser Zeit wird es auf der ganzen Welt angewandt. In den 80er-Jahren kam es nach Europa.

Jeder Mensch kann es nach Erlernen selbst anwenden und durch Handauflegen auf verschiedenen Körperregionen praktizieren. Es ist gut in den Alltag zu integrieren und kann z.B. am PC mit einer Hand erfolgen.

Auch hier wäre die Frage interessant, welche Erfahrungen Sie mit Hypnose und Reiki haben?

Ein **kleines Interview** mit einer Freundin, die Reiki an ihrem mit MS erkrankten Mann schon oft praktiziert hat, damit er sich besser entspannen kann:

Sie: »Ich habe meinen Mann viel behandelt, als es ihm noch besser ging und zwar unterstützend.«

Ich: »Das heißt Begleitsymptome der MS?«

Sie: »Wir haben es eher zur Entspannung eingesetzt, da ich gehört hatte, dass man bei MS mit Reiki etwas vorsichtig sein soll. Das hatte mich eine Weile verunsichert.

Bei mir hat er etwas gespürt, bei einer Reikimeisterin, die hier war, auch. Bei einer anderen, die Reiki angeblich ebenfalls konnte, gar nichts.«

Ich: »Ich verstehe. Man darf bzw. sollte bei MS nicht alle Symptome behandeln?«

Sie: »Ich war mir nicht sicher, denn letztendlich ist Reiki Lebensenergie und damit positiv. Damit kann man normalerweise nichts verkehrt machen, ABER es wird oftmals ja auch als Hitze wahrgenommen.«

Ich: »Das stimmt, das habe ich irgendwo gelesen.«

Sie: »Hitze bei MS soll ja bei den meisten nicht gut verträglich sein. Ich war dann bei Behandlungen am Kopf und Nacken vorsichtig.«

Ich: »Erwärmung des Körpers kann bei vielen das sogen. Uhthoff-Phänomen auslösen. Ich bemerkte bei mir keine Hitze, als du Fernreiki machtest, sondern ein Strömen. Eine andere Reikilehrerin hat hier vor

Ort Reiki an mir an der Schulter gemacht, da spürte ich auch ein Strömen und keine Hitze.«

Sie: »Derzeit komme ich bei meinem Mann nicht an, d.h. der Körper vom anderen 'nimmt sich an Lebensenergie' das, was er braucht. Ich könnte nicht zu ihm sagen, ich gebe Dir jetzt Reiki und dann geht es los. Wenn er bzw. sein Körper es nicht braucht, oder nicht 'will', geht es nicht. Reiki kann man niemandem 'aufzwingen'.

Was man NIE mit Reiki behandeln darf, sind z.B. Knochenbrüche, weil man mit Reiki eine Heilung 'anschiebt'. Auch hier ist es ab und zu so, dass die Symptome sich anfangs verstärken und es dann erst hilft. Das habe ich aber bisher eher nicht gehabt.

Wenn ich mit Reiki helfen konnte, war es von allen als angenehm angesehen und hilfreich.

Wird es zu heiß und unangenehm, sollte man eh aufhören. Ich merke übrigens beim Reiki auch selber, ob es ankommt und wann es genug ist.«

Ich: »Vielen Dank liebe W.«

Die sogenannte InterStim-Therapie - bei Funktionsstörungen von Blase und Darm

Es gibt selten etwas, das mich sofort überzeugt, hier war es anders! Nachdem eine meiner Freundinnen sich gegen ihre Inkontinenz demnächst dieser Behandlung unterziehen wird, werde ich mich, bei großem Leidensdruck auch dazu entscheiden. Ich hatte den Vorteil einen ausführlichen Vortrag über die InterStim-Therapie zu besuchen und man konnte den beiden referierenden Ärzten Löcher in den Bauch fragen. Desweiteren praktizieren sie in einer Klinik ca. 20 km von Landau entfernt.

Sanfte elektrische Impulse werden bei der InterStim-Therapie von einem Schrittmacher an die Sakralnerven abgegeben, diese steuern die Funktion der Blase und des Enddarms. Die Sakralnerven befinden sich ca. 10 cm oberhalb des Steißbeines, gehören zum peripheren Nervensystem und liegen somit außerhalb des Rückenmarks.

Bei der Methode, die verschiedenen Funktions-
störungen der Blase und des Enddarms zu behandeln,
spricht man auch von einem Blasenschrittmacher
oder Darmschrittmacher. Die Referenten meinten,
durch die Technik sind sie einem Herzschrittmacher
ähnlich.

Die InterStim-Therapie wird auch als Sakralnerven-
stimulation bezeichnet und behandelt folgende Er-
krankungen:
   - Dranginkontinenz bei einer Reizblase
   - Schlaffe Blase (unvollständige Entleerung der
   Blase, oft Selbstkatheterismus)
   - anale Schließmuskelschwäche, genauer gesagt
   Symptome der Darmschwäche
   - chronische Verstopfung
   - Schmerzen an der Blase oder im kleinen Becken.
Die Lebensqualität ist unter diesen Gegebenheiten oft
sehr eingeschränkt und viele Betroffene ziehen sich
komplett zurück. Was für mich sehr verständlich ist,
denn ich habe in meiner MS-Selbsthilfegruppe, die ich
leite, auch jemanden, der mit Darmproblemen betroffen ist. Sehr oft telefoniere ich mit ihm oder infor-
mierte mich für ihn. Leider steckt er zurzeit in einer

Sackgasse, keine Reha und kein Arzt konnte ihm helfen. Zum Glück habe ich mir Prospekte und die Adresse der Klinik mitgenommen, die ich ihm demnächst gebe.

Meine Freundin führt ein aktives Leben als Autorin und hat eine große Familie mit vielen Enkelkindern. Ich freue mich, dass sie diese Therapie für sich gewählt hat. Über ihre Erfahrungen kann ich hier nichts berichten, da die Operation erst im Frühjahr stattfinden wird.

Aber schreiben Sie mich gerne an, ich kann den Kontakt herstellen und werde auf jeden Fall auf meinem Blog berichten.

Die InterStim-Therapie wird angewendet, wenn Beckenboden- oder Biofeedbacktraining und Medikamente keine Therapieerfolge brachten!

Was man wissen sollte, die InterStim-Therapie ist ein minimal invasives Verfahren, dessen Wirkung zuvor durch eine Teststimulation ausprobiert wird und das Verfahren ist reversibel. Näheres erfragen Sie bitte bei Ihrem Arzt oder Klinikzentrum, die auf diese Therapie bzw. Verfahren spezialisiert sind.

Ich schenkte Ihnen mit dieser Kurzzusammenfassung nur einen kleinen Einblick und zeigte Ihnen eine weitere Behandlung bei Blasenschwäche bzw. Inkontinenz auf - eben eine weitere Allüre unserer Blase, bei der uns das Lachen leider verlässt.

Hier ein paar hilfreiche Links:

www.inkontinenzkontrolle.de

www.medtronic.de

www.kontinenz-gesellschaft.de

www.coloplast.de

DANKE

Alles hat ein Ende, somit auch dieses Buch und deswegen gilt hier mein größter Dank an meine vielen Leserinnen und Leser. Ihr motiviert mich weiterzuschreiben, auf die Suche nach neuen Themen zu gehen und eure Rückmeldungen bedeuten mir sehr viel!

Danke an meine liebe Freundin Heidi, ich habe ihr viel zu verdanken - sie ist immer für mich da.

Danke an meine Kinder und Eltern - ihr musstet mal wieder etwas zurückstehen.

Danke an Phil Hubbe für seinen Cartoon sowie seine unkomplizierte nette Art.

Danke an Wiebke Worm für ihre Cartoons und das Lektorat. Ich schätze dich sehr.

Wer mich sucht, der findet mich auf Facebook und Instagram, mailt mir oder besucht meinen Blog.

Über eine Rezension bei Amazon oder anderen Online-Buchshops freue ich mich sehr, dort finden Sie weitere Bücher und Infos über mich.

Passen Sie auf sich auf, lachen Sie mindestens einmal am Tag und schreiben Sie mich an, wenn Sie Fragen haben oder die Tabelle/Übungen per Mail haben wollen.

Ihre Caroline Régnard-Mayer

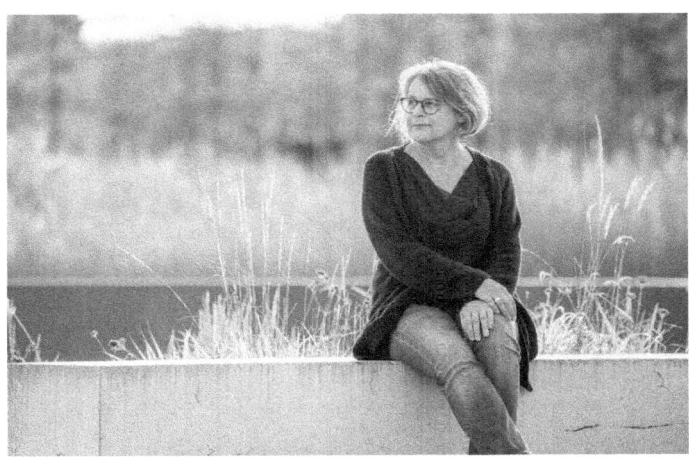

Phil Hubbe

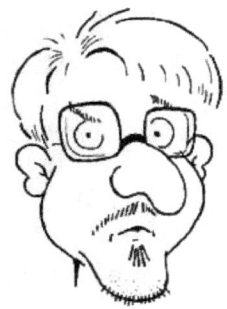

1966 in Haldensleben geboren

1984 Abitur

Grundwehrdienst

abgebrochenes Mathematikstudium in Magdeburg

Schichtarbeiter im Keramikwerk, Wirtschaftskauf-
mann, aber eigentlich schon immer Zeichner

1990 Veröffentlichung einer Bildgeschichte in „Atze"

1992 endlich aus der Zeichnerei einen Beruf gemacht

Arbeiten für verschiedene Werbeagenturen, für Mini-
sterien, ... Pressekarikaturen für diverse Tageszeitun-
gen sowie für das Sportmagazin „kicker".

 Regelmäßige Arbeiten für den MDR und ZDF-Online

Seit 1985 an MS (Multiple Sklerose) erkrankt. Die Diagnose wurde erst 1988 gestellt. Von Freunden und
Kollegen ermutigt, die Krankheit zum Thema von Car-

toons zu machen. Regelmäßige Veröffentlichungen in „Handicap".

Deutscher Preis für die politische Karikatur 2002 (Stuttgart) 3.Preis

Hertie-Preis für Engagement und Selbsthilfe 2006

Medienpreis der Amsel-Stiftung (Stuttgart) 2014

Bücher

2004 „Der Stuhl des Manitou – Behinderte Cartoons" (Lappan Verlag Oldenburg)

2006 „Der letzte Mohikaner – Behinderte Cartoons 2" (Lappan Verlag Oldenburg)

2009 „Das Leben des Rainer – Behinderte Cartoons 3" (Lappan Verlag Oldenburg)

2011 „Der Stein des Sisyphos – Behinderte Cartoons 4" (Lappan Verlag Oldenburg)

2013 „Die Lizenz zum Parken – Behinderte Cartoons 5" (Lappan Verlag Oldenburg)

2015 „Scooterman" (Lappan Verlag Oldenburg)

Kalender

Seit 2008 „Handicaps"

Näheres über den Autor Phil Hubbe und seine tollen Cartoons erfahren Sie unter: www.hubbe-cartoons.de

Meine Bücher

2022 erschienen meine zwei Kinderfachbücher:

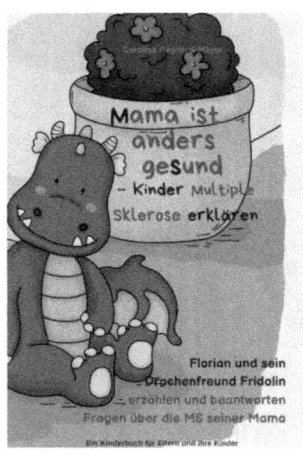

Mama ist anders gesund - Kinder Multiple Sklerose erklären

Florian und sein Drachenfreund Fridolin erzählen und beantworten Fragen über die MS seiner Mama

76 Seiten
ISBN: 9783756207961
Verlag: Books on Demand

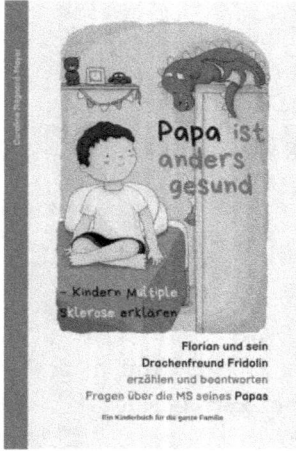

Papa ist anders gesund

Kindern Multiple Sklerose erklären

Florian und sein Drachenfreund Fridolin erzählen und beantworten Fragen über die MS ihres Papas

76 Seiten
ISBN: 9783756276851
Verlag: Books on Demand

Ein Kinderfachbuch für die ganze Familie!

-- Für euch liebe Kinder:

Hat bei dir schon mal ein kleiner putziger Drachen in deinem Kinderzimmer gesessen, der sprechen kann? Wenn nein, dann höre genau zu.

Florian ist 8 Jahre alt. Sein Papa/seine Mama hat die Diagnose Multiple Sklerose bekommen. Eines Tages sitzt ein kleiner Drache, Fridolin, auf seinem Bett. Schnell werden sie Freunde. Fridolin erklärt kindgerecht, behutsam die Krankheit Multiple Sklerose (MS) dem kleinen Jungen.

Florian hat viele Fragen, ist ängstlich, weil vieles anders ist als vor Papas/Mamas Diagnose. All die Fragen beantworten ihm und dir sein neuer Freund Fridolin. Danach wirst du vieles besser verstehen. Und am Ende des Buchs erwartet dich eine Rätselecke.

-- Für euch liebe Mamas und Papas:

Ich habe mir, als meine Kinder klein waren, immer ein Kinderbuch gewünscht, dass kindgerecht und behutsam über meine Erkrankung Multiple Sklerose aufklärt. Deswegen schrieb ich für Eltern, Kinder und Bezugspersonen dieses Kinderbuch. Ein Herzensprojekt. Wir Betroffenen sind oft sprach- und hilflos, wenn wir unseren Kindern unsere MS erklären sollen. So erging es mir in den Jahren nach meiner Diagnose. Haben Sie keine Angst mehr. Ich unterstütze Sie mit Erklärungen mithilfe meiner Geschichte von Florian und dem kleinen Drachen Fridolin und liebevoll bunt gestaltete Illustrationen für ihre Kinder.

-- Der renommierte Neurologe Prof. Dr. Peter Flachendecker, Chefarzt der Rehabilitationsklinik Quellenhof in Bad Wildbad schrieb das Vorwort.

- Der erwachsene Sohn der Autorin berichtet über seine Kindheit und Jugend mit einer an MS-erkrankten Mutter - liebevoll, authentisch und offen.

- Für Kinder gibt es eine Rätselecke und sehr viele bunte Illustrationen, gezeichnet von einer professionellen Illustratorin.

- Zum Vorlesen oder Selber lesen von 5 bis 10 Jahren

Wir haben MS und keiner sieht es!

Multiple Sklerose -

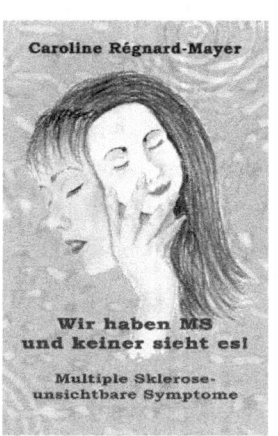

unsichtbare Symptome

Zur Zeit nicht lieferbar - ab 2023 als Neuauflage im Kampenwand-Verlag!

Näheres auf meinem Blog **www.frauenpowertrotzms.de unter der Kategorie „Meine Bücher".**

Autorin Caroline Régnard-Mayer

Die Autorin ist bekannt durch zahlreiche Bücher über das Thema Multiple Sklerose. Mit Ihrem Buch "Frauenpower trotz MS - Trilogie" und ihrem Kochbuch "Koche dich glücklich mit Caro" schrieb sie sich in die Herzen der Leser. Aber auch in ihrem Buch "Mademoiselle klopft an meine Tür!" berührt sie Menschen mit der Krankheit Depression, informiert und lässt den Humor trotz ernstem Thema nie außen vor.

Die angeblich unsichtbaren Symptome sind für uns, die an der neurologischen Erkrankung Multiple Sklerose erkrankt sind, ganz und gar nicht unsichtbar! Wer von uns MS-Betroffenen hat nicht schon so oft hören müssen: "Man sieht Ihnen ja gar nichts an!", "Sie sehen so gesund aus.", "Was!? Sie sind unheilbar krank, sie sehen aus wie das blühende Leben!" oder "Sie können doch laufen!". Deswegen schrieb ich dieses Buch, um ein Sprachrohr für all die Menschen zu sein, die sich täglich mit der Unsichtbarkeit auseinander setzen müssen und das Wichtigste: Außenstehende, Angehörige und Unwissende aufzuklären und zu vermitteln, helfen, informieren und das Lachen trotz unsichtbarer Last nicht zu verlernen.

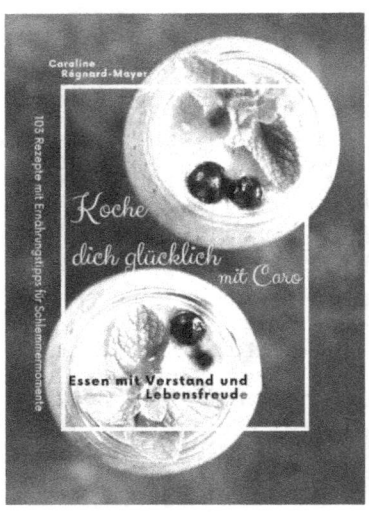

„Koche dich glücklich mit Caro" - Essen mit Verstand und Lebensfreude

103 Rezepte mit Ernährungstipps für Schlemmermomente

Taschenbuch: 132 Seiten

ISBN-13: 978-3734762826

Abmessungen: 21 x 1 x 29.7 cm

E-Book ASIN: B092DS7RWH

Kochen und backen machen mir Freude, entspannt mich und bedeutet für mich Genuss. Mein Motto: ernährungsbewusst genießen.

In meinem Kochbuch finden Sie eine große Auswahl an kulinarischen Rezepten, deren Zutaten je nach Ernährungsform angepasst werden können. Sie finden Rezepte, die bei einer Autoimmunerkrankung geeignet sind, aber auch all diejenigen unterstützen, die sich generell gesünder ernähren möchten. Mit der Ernährung können Sie auf die eigene Gesundheit positiv Einfluss nehmen, doch die Umstellung der Essgewohnheiten erfordert Geduld. Leben, lachen und glücklich kochen soll Sie in eine Welt der Genüsse entführen. Gesund kochen bedeutet nicht automatisch Verzicht! Meine Rezeptanleitungen sind mit Tipps versehen und leicht nachzukochen, am besten mit regionalen Zutaten.

Im Glossar am Ende finden Sie viele Anregungen: Für MS-Betroffene führe ich vitaminreiche Lebensmittel und einige Ernährungstipps auf. Beginnen Sie einfach, experimentieren Sie und schauen Sie, wo Sie ihre kulinarische Reise hinführt. Egal ob ketogen, linolsäurearm, vegetarisch oder eine andere Form der Ernährung - sie muss sich reibungslos in Ihren Alltag integrieren lassen und Sie sollen sich wohl dabei fühlen.

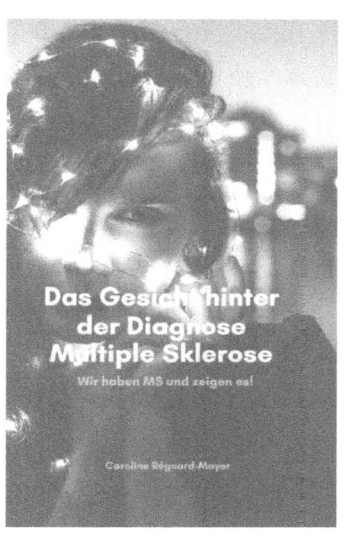

„Das Gesicht hinter der Diagnose Multiple Sklerose"
Wir haben MS und zeigen es!

Ratgeber

Der Tag endet nach einem Arztbesuch mit der Diagnose Multiple Sklerose (MS); das ist ein Schock für den Betroffenen und deren Angehörige. Das Leben steht für einen Moment still.

Dieser Ratgeber führt der Leser durch erste Symptome bis hin zur Diagnosestellung über verschiedene Verlaufsformen und Therapiemöglichkeiten. Die erfahrene MS-Bloggerin, Autorin und Mitglied im Behindertenbeirat erklärt die MS anhand von Informationen und Grafiken. Ein erster Wegweiser nach der Diagnosestellung der neurologischen Erkrankung Multiple Sklerose. Die Autorin weiß aufgrund ihrer jahrelangen Gruppenleiterfunktion einer Selbsthilfegruppe und den regen Austausch mit MS-Betroffenen, von der anfänglichen Unsicherheit nach dem

Erhalt der Diagnose und der daraus resultierenden Hilflo-sigkeit. Caroline Régnard-Mayer macht Mut. Erster Weg-weiser statt unendlichen Informationsmaterials für Be-troffene und Angehörige!

„Sie werden auch 'meine' Geschichte kennenlernen. Ebenso werden Sie viele medizinische Aspekte und Fachwissen erfahren, sowie über das Krankheitsbild in vielen Facetten nachlesen können. Ich gebe erste Hilfestellung und Unter-stützung auf Ihrem "neuen" Weg als Betroffenen, ihrer Familie und Interessierte."

- ergänzender Wegweiser zum Buch "Wir haben MS und keiner sieht es!" (Multiple Sklerose - unsichtbare Sympto-me) -

ISBN-13: 978-3746014661

« Keine Angst vor der Blase«

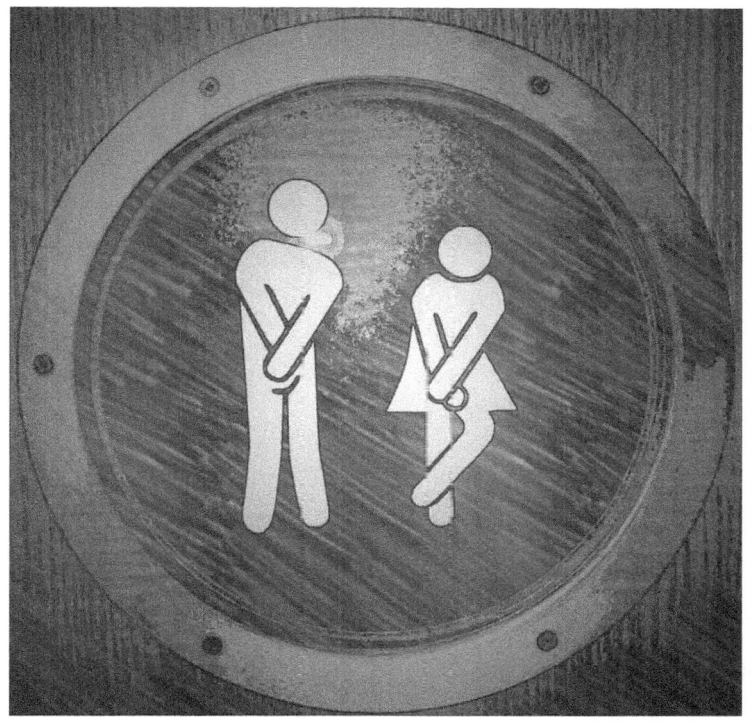

Illustration: www.pixabay.com

www.ingramcontent.com/pod-product-compliance
Lightning Source LLC
Chambersburg PA
CBHW060350190526
45169CB00002B/560